米国で医薬品の臨床開発を行うということ

How to develop pharmaceutical drugs
in the USA

小河 貴裕
TAKAHIRO Ogawa
SENJU USA, INC.

株式会社 メディカル・パブリケーションズ

Prologue ── はじめに

　2006年に渡米し，もう10年が経とうとしている。この機会を得ることとなったきっかけは，筆者が日本の薬剤師免許を取得し，20年間の研究員経歴で5つの点眼薬の新薬開発に関わった後，自分が研究した薬の効果を自ら確かめたいと思い，臨床開発部門に異動したところにさかのぼる。そこで国内・海外の臨床試験をリードする立場になり，米国での臨床試験環境が大いに進んでいることに驚いた。このときから，米国で研究・臨床開発をする夢が抑えられず，頭の中から離れなくなった。

　そしてちょうどその頃，自社の画期的な新薬プロジェクトが「製品コストに見合う薬価が取れない」「当局の許可ハードルが高い」という理由で，日本では開発中止となる出来事があった。しかしその後，米国であればこれらの問題は解決できるとの結論に至り，"日本よりも米国向き"と評された筆者にプロジェクトリーダーの白羽の矢が立った。「考える前に跳べ」をモットーとしているので，米国赴任の決断に時間はかからなかった。

　社内の前臨床，臨床開発部門より担当者を選抜してプロジェクトを組織し，薬剤開発の方向性を決め，米国に単身乗り込んだのが，その2ヵ月後のことである。

　米国で仕事をする上で大事にしたのは，「現場力」である。米国人と共同作業をしながら些細な情報も拾い上げ，問題解決の糸口にし，プロジェクトを推進させるために役に立てている。新しいことにどれだけ出会えるかが，仕事の醍醐味であると考える。

　いくつかのプロジェクトをリーダーとして他社と共同開発して進めていく上で，身をもって感じたのは，各専門分野で一流になることにこだわる必要はないということである。一流になるためには長期的な学習・鍛錬が必要といわれている。いくつもの分野で一流になることは困難なので，一流と二流との間の1.5流の分野をいくつも作るほうが，魅力的な人物になれると思う。

米国では専門性が高い人は多いが，専門以外の分野への興味，関心は薄く，それは他人の仕事と理解している。日本人の器用さで，関連するいくつかの分野を1.5流に高めれば仕事の幅は広がり，プロジェクトのマネジメント能力は高くなると考える。

　本書は，米国臨床開発に興味のある製薬企業・CROの臨床開発担当者，医療機関・SMOのCRCなどの臨床試験専門職，および現役薬学生を対象としている。これらの方々に，1.5流の分野の引き出しを多く持っていただき，日常業務や将来の高みを目指すための参考になれば幸いである。

　前半の第Ⅰ章から第Ⅵ章では，米国医薬品開発の基本的事項をまとめた。内容としては，IND申請から臨床試験，NDA申請，承認後の発売準備までのhow toに関し自験例を交えて説明し，この数年のFDAの新薬承認状況から見える薬剤の開発の方向性を論じた。新薬候補品のベストな開発戦略を立てるためには，新しいガイドラインや企業へのインセンティブ制度など，知っておくべき最新情報も記載した。日本企業にとってのOTC医薬品開発は，ハードルが高いと思い込んでいる人が多いように見受けられるので，実はローハードルであることがわかってもらえるように記述した。

　後半の第Ⅶ章から第Ⅸ章は，医療関係者はもとより，それ以外の読者にも米国の医療制度の複雑さ，高度な医学教育，オバマケアの顛末までをわかりやすくまとめた。米国の医療に関する疑問が解けること請け合いである。

　第Ⅹ章では，新薬を出し続けるための1000億ドル（約12兆円）という巨額の買収劇を生々しくお伝えする。最終の第Ⅺ章では，FDAの規制，気になる病気・疾病・医療関連産業情報をまとめた。

　全章をお読みいただき，読者の方が1.5流の分野の引き出しが多くできたと感じていただければ，筆者の喜びである。

目　次

Prologue ——はじめに　ii

第Ⅰ章　米国の治験制度とFDAの承認制度　　1

1. 米国治験の概要と制度 ………………………………………………… 1

    1-1. FDAの歴史的背景 ——— 2

    1-2. FDAのミッションと組織 ——— 2

    　　FDAのミッション／FDAの組織

    1-3. 米国での開発プロセス ——— 4

    　　非臨床試験（nonclinical study）／IND申請（IND submission）／Phase 1／Phase 2／
    　　Phase 3／Citizen petition（市民請願）／治験に関する情報開示

    1-4. 米国での治験実施の実際 ——— 7

    　　医療機関の治験実施体制／IRB／医療機関との治験手続きにおける必須文書／
    　　治験の費用と報酬／患者エンロールの促進策

    1-5. 開発期間とコスト ——— 8

    1-6. 相談制度 ——— 9

    1-7. 重篤疾患治療薬開発のための制度 ——— 10

    1-8. 未承認薬使用の制度 ——— 10

2. 新薬申請から承認まで ………………………………………………… 11

    2-1. 米国での申請，承認プロセス ——— 11

    　　NDA申請の考慮事項／NDA filing（受理）／申請資料の審査／
    　　Advisory Committee（専門委員会）／NDA承認の通知／Phase 3bの実施

    2-2. 審査の標準化 ——— 15

    　　Review diagrams（審査プロセスの図式化）／Good Review Practice（GRP：標準審査基準書）／
    　　Good Review Management Principles and Practices（GRMPs）

    2-3. 情報公開制度 ——— 15

    　　Drugs@FDA／CDER new drug and biologic approval reports／Advisory Committee／
    　　Transparency initiative

    2-4. Priority review制度 ——— 16

    　　Priority review（優先審査）／Standard review（標準審査）

    2-5. Priority review制度の問題点 ——— 16

    　　審査システムの仕組み／1st cycle reviewでの承認率

2-6. FDA meeting の留意点 ——— 18
2-7. IND 申請のときの留意点 ——— 20
2-8. Clinical hold を避けるために ——— 20
2-9. 初期の IND をマネジメントする ——— 21
　　　Amendment（改訂版）／Annual reports（年次報告）
3. まとめ …………………………………………………………………… 21
　●コラム — アメリカ歳時記（1）— 23

第Ⅱ章　米国治験の実際（phase 1 - 3, NDA approval）　27

1. 治験実施前準備 …………………………………………………………… 27
　1-1. 臨床開発業務の To Do List ——— 27
　1-2. 開発薬剤のタイプによる CRO の選択 ——— 28
　1-3. Phase 1 からのグローバル開発への考慮 ——— 29
　1-4. アジア人の治験を手がける CRO ——— 30
　1-5. Innovative なプロトコールを提唱 ——— 31
　　　Phase 1 ethnic model／Phase 1/2 hybrid model
　1-6. CRC の実情 ——— 32
　1-7. 治験参加のための日本人の定義 ——— 34
2. 治験具体事例：米国での抗緑内障点眼薬の臨床開発と米国承認取得 ……… 36
　2-1. 抗緑内障点眼薬の開発の歴史 ——— 36
　2-2. ユニークな点眼液の誕生 ——— 37
　　　イオンペア理論の応用／In vivo 試験での証明
　2-3. 開発の是非論 ——— 39
　2-4. Pre-IND meeting ——— 39
　2-5. Phase 1 ——— 40
　2-6. End of phase 2 meeting ——— 40
　2-7. Phase 3 ——— 41
　　　Kick off meeting／Phase 3
　2-8. Pre-NDA meeting ——— 42
3. まとめ …………………………………………………………………… 43
　●コラム — アメリカ歳時記（2）— 44

第Ⅲ章　承認後の発売準備と Life Cycle Management まで　47

1. 米国での抗緑内障薬点眼薬の発売準備と販売戦略 ……………………… 47
　1-1. NDA 提出から発売までの準備プロセス ——— 47
　1-2. 製品プロファイル案作成 ——— 48

v

1-3. マーケットリサーチの準備 ――― 48
　　1-4. 製品プロファイル完成 ――― 49
　　　　ドクターインタビュー／既存抗緑内障薬の臨床データと市場データシート／
　　　　併用点眼戦略の構築
　　1-5. 製品ロゴの決定 ――― 51
　　1-6. 処方せん調査会社決定 ――― 51
　　　　Sales management service／Marketing service
　　1-7. 流通販売会社決定 ――― 53
　　1-8. 販促材料の作成 ――― 53
　　1-9. Pre-launch（発売前）準備 ――― 53
　　　　Managed care（管理型保険）対応／Sales training（販売員教育）／Podium（学会発表）
　　1-10. Launch（発売）後の活動 ――― 55
　　　　眼科医に対するアプローチ／Phase 4 の実施／情報収集と宣伝活動／ブランド戦略
2. 承認後から Life Cycle Management まで ……………………………………… 56
　　2-1. 製薬産業のバックグラウンド ――― 57
　　　　薬価算定方式／医療保険制度
　　2-2. 薬価決定後の製薬企業の義務 ――― 60
　　2-3. 特許制度 ――― 60
　　　　医薬関連特許のカテゴリー／Hatch-Waxman 法／特許期間の延長制度（第Ⅱ部）
　　　　特許以外の独占を保障する排他権
　　2-4. ジェネリック薬 ――― 62
　　　　ジェネリック薬の定義／Hatch-Waxman 法（第Ⅰ部 ANDA）
　　2-5. Life Cycle Management ――― 64
　　　　医薬品の特許延命化策／LCM による延命化
3. まとめ ………………………………………………………………………………… 65
　●コラム― アメリカ歳時記（3）― 67

第Ⅳ章　FDA新薬承認状況とその規制，BT指定制度　　69

1. FDA 新薬承認状況 ……………………………………………………………………69
　　1-1. CDER 承認薬の承認審査制度適用の変遷 ――― 70
　　　　4 年間の承認薬の承認審査制度適用の内訳／承認審査期間／米国での先行承認状況比較
　　1-2. CDER 承認薬の領域別特徴 ――― 71
　　　　2013 年／2014 年／FDA は新薬承認に安全性を重視する
　　1-3. 「Hyper-innovation age」の幕開け ――― 74
2. Breakthrough Therapy（BT）指定制度 …………………………………………74
　　2-1. 処方せん薬ユーザーフィー法の歴史 ――― 75

2-2. BT 指定制度とは ——— 76

   　　Fast track ／ Accelerated approval ／ Priority review ／ Breakthrough Therapy（BT）

   2-3. BT 指定薬の申請状況と内訳 ——— 78

   2-4. BT 指定から見えてくる製薬の将来 ——— 80

3. 2012 年からの興味深い承認薬 ……………………………………………… 80

   3-1. Arena 社，Vivus 社の抗肥満薬・Belviq®，Qsymia® が承認（2012）——— 80

   3-2. Merck 社の花粉症治療薬（アレルゲン抽出物舌下錠）・Ragwitek® が承認（2014） 81

   3-3. Cubist 社の急性細菌性皮膚感染症治療薬・Sivextro™ が承認（2014）——— 81

   3-4. Gilead Sciences 社の C 型肝炎治療薬・Harvoni® が承認（2014）——— 82

   3-5. Sandoz 社のバイオシミラー・Neupogen® の承認申請を FDA が受理（2014）—— 82

   3-6. Kythera 社の顎下脂肪治療薬・Kybella® が承認（2015）——— 83

   3-7. Sanofi-Aventis 社 / Regeneron 社の抗コレステロール薬（PCSK9 阻害薬）・Praluent® が承認（2015）——— 84

   3-8. Sprout 社の女性性的欲求低下障害治療薬・Addyi™ を承認（2015）——— 84

4. まとめ ……………………………………………………………………………… 85

   ●コラム—アメリカ歳時記（4）— 87

第V章　米国ジェネリック薬の実情　　89

1. 米国ジェネリック薬を取り巻く状況 ………………………………………… 89

   1-1. ジェネリック薬とは ——— 90

   1-2. 米国ジェネリック薬の歴史 ——— 90

   　　ジェネリック薬誕生／メディケアによるジェネリック薬の促進

   1-3. オレンジブックの発刊 ——— 90

   1-4. ジェネリック薬ユーザーフィー法制定 ——— 92

   1-5. ジェネリック薬の種類と申請まで ——— 92

   　　他社ブランド薬に対するジェネリック薬／自社ブランドの公認ジェネリック薬

   1-6. 505(b)(1)，505(b)(2)，505(j) 申請の違い ——— 93

   　　申請薬剤による区分／ANDA と 505(b)(2) の申請データの違い／承認期間と開発経費

   1-7. ジェネリック薬の普及率 ——— 95

   1-8. ジェネリック薬企業の動向 ——— 95

   1-9. 米国ジェネリック薬の現状 ——— 96

   　　基本特許切れ 2010 年問題／Lipitor® のジェネリック薬に対抗する Pfizer 社の秘策／ジェネリック薬の欠品状況

2. 米国でのジェネリック薬の開発と申請 …………………………………………… 97
    2-1. ANDA の有効性試験 ——— 97
        Bioequivalence に関する用語／剤型別の推奨 BE 試験
    2-2. BE 試験の実施 ——— 98
        方法／結果の解釈
    2-3. BE 試験の免除 ——— 100
        水性製剤／速溶の経口固形製剤／3つのパラメーターの定義／BE 免除に必要な試験・データ
    2-4. ANDA の申請 ——— 102
        申請に必要な資料／CTD による ANDA 申請書概要
    2-5. ANDA 有効性試験チェックリスト ——— 103
    2-6. 特許状況資料 ——— 105
        証明書の添付／Paragraph IV 証明書提出後のプロセス／ANDA の審査プロセス
    2-7. 承認後のオレンジブック掲載 ——— 107
3. 関連情報 …………………………………………………………………………… 108
    3-1. FDA, ジェネリック薬添付文書の改定を提案（2013）——— 108
    3-2. ジェネリック薬の使用により医療費 2390 億ドルを節減（2014）——— 108
4. まとめ ……………………………………………………………………………… 109
    ●コラム— メリケン文化の豆知識（1）— 111

第VI章　OTC 医薬品の開発　　　　　　　　　　　　　　　　　　115

1. 米国 OTC 医薬品 ………………………………………………………………… 115
    1-1. OTC 医薬品への要求事項 ——— 115
    1-2. OTC 医薬品の labeling と宣伝 ——— 115
    1-3. OTC 医薬品のタイプ ——— 116
    1-4. OTC drug monograph に基づく医薬品販売 ——— 116
        OTC drug monograph とは／OTC drug monograph の審査／OTC drug monograph の改訂・更新
    1-5. OTC NDA 申請 ——— 118
        OTC NDA 申請タイプ／OTC drug monograph と OTC NDA 申請との比較
    1-6. 日本からの米国 OTC 申請，輸出に関しての注意事項 ——— 119
        企業登録および医薬品リストの提出／輸入時の通関手続き
2. まとめ ……………………………………………………………………………… 120
    ●コラム— メリケン文化の豆知識（2）— 121

第Ⅶ章　米国の医療制度　　125

1. PBM（Pharmacy Benefit Management）による薬剤給付管理 …………… 125
    - 1-1. PBM が生まれた歴史 ——— 125
    - 1-2. Formulary とは ——— 126
    - 1-3. PBM と stakeholder との関係 ——— 126
        - 医療機関側／製薬企業側
    - 1-4. PBM 企業の事業モデル ——— 128
        - PBM の業務／PBM の処方の優先度／PBM の収入源
    - 1-5. PBM 企業のランキング ——— 129
2. Group Purchasing Organization（GPO）の薬剤流通への介入と薬局との関わり ……………………………………………………………… 130
    - 2-1. GPO ——— 130
        - 関連企業とのビジネスモデル／GPO の存在価値／GPO の対象となる市場規模
    - 2-2. 卸売業者 ——— 132
    - 2-3. 薬局 ——— 133
        - 薬局の種類／調剤薬局の特徴／調剤薬局の高い生産性／M&A 後の業務革新／薬局のスタッフ
    - 2-4. 処方せんの種類 ——— 135
        - FAX 処方せん／電子処方せん／リフィル処方せん
    - 2-5. 薬局での薬の値段 ——— 136
        - 薬剤費／Dispensing fee／薬局での値段／保険会社から薬局への支払い
    - 2-6. 米国の医療システムのメリット・デメリット ——— 137
3. 関連情報 ………………………………………………………………………… 138
    - 3-1. ドラッグストア・クリニックでの診療開始（2013）——— 138
    - 3-2. 米国流ディスカウント・クリニック（2015）——— 138
    - 3-3. 米国で急成長の Convienient Clinic：UCC（2015）——— 139
4. まとめ …………………………………………………………………………… 139
    - ●コラム— メリケン文化の豆知識（3）— 141

第Ⅷ章　米国の医学教育　　143

1. Pharmacist への道 ……………………………………………………………… 143
    - 1-1. 薬剤師数 ——— 143
    - 1-2. 米国 pharmacy school の歴史 ——— 144
    - 1-3. Pharmacy school の受験資格 — 145

1-4. Pharmacy school でのカリキュラム ——— 145

 実地研修／実務実習／Intern 制度

1-5. 学位と薬剤師のタイプ ——— 147

1-6. 卒後教育 ——— 147

 Clinical pharmacist になるための resident 制度／研究者養成のための fellowship

1-7. Hospital pharmacist と community pharmacist の違い ——— 148

 Hospital pharmacist／Community pharmacist

1-8. Pharmacy technician ——— 149

1-9. 米国薬剤師のワクチン接種 ——— 150

2. Physician への道 …………………………………………………………… 150

2-1. 医師数 ——— 150

2-2. 医師の収入と雇用形態 ——— 151

2-3. Medical school 入学まで ——— 151

 大学（4 年間）／Medical school への入学

2-4. Medical school の教育と学費 ——— 152

 Medical school（4 年間）／Medical school の 1 年間の学費／学生のローン地獄

2-5. 米国医師免許の取得 ——— 154

 米国医師免許試験／医師免許申請

2-6. 米国医師免許を取得後の医師養成システム ——— 154

 病院での internship（1 年間）／Residency（3～5 年間）／Fellowship（3 年間）／Medical director／専門医までの道のり

2-7. 米国の研究医教育（MD／PhD） ——— 156

2-8. Medical school 入学者の多様性 ——— 156

2-9. Medical school への入学審査が不合格の場合 ——— 157

2-10. 米国の医療恐慌 ——— 157

 Primary care doctor への志望者減／最大の懸念は医師不足／医師不足から新規患者に対する医療の質の低下を心配する声も

3. 関連情報 ……………………………………………………………………… 159

3-1. 医学現場でのグーグルグラスの実用化（2014） ——— 159

3-2. オンライン医師レビュー（2014） ——— 159

4. まとめ ………………………………………………………………………… 160

 ●コラム—メリケン文化の豆知識（4）— 162

第IX章　米国の医療保険の仕組みとオバマケア　165

1. 米国の医療保険の仕組み ･･･ 165
    - 1-1. 公的保険の種類 ――― 166
    - 1-2. 民間保険の種類 ――― 167
    - 1-3. 米国の医療保険の仕組み（1）加入義務がない ――― 168
    - 1-4. 米国の医療保険の仕組み（2）医療価格の設定が自由 ――― 169
        - 医療系の年収／医療費
2. 医療保険制度改革法：オバマケア ･･ 171
    - 2-1 オバマケアとは ――― 171
        - 背景と経過／医療保険制度改革の目的と施策／財源
    - 2-2. オバマケアのいまある問題点 ――― 172
        - 医療保険未加入の場合，罰金が科せられる／保有保険の解約通知の送付／個人・企業への保険金負担の増加
    - 2-3. オバマケアによる米国経済への影響 ――― 174
        - 景気全般・財政赤字／労働市場／物価
    - 2-4. 保険料，保険プラン，補助金 ――― 175
    - 2-5. オバマケアの厳格さからみる日本の状況比較 ――― 176
        - 徹底した財政規律遵守の方針／保険加入を拒否する個人への罰則導入／企業への医療保険給付を義務化／保険適用の範囲を拡大
    - 2-6. オバマケアの状況 ――― 178
        - オバマケア開始時（2014年）／開始から1年3ヵ月経過（2015年3月）
3. 関連情報 ･･･ 179
    - 3-1. Sunshine Act 施行――アプリで医師，製薬企業に支払額一致を可能に（2013）　179
    - 3-2. フルタイムは雇用しない動きが飲食業界に（2014）――― 179
4. まとめ ･･･ 180
    - ●コラム―アメリカ四方山話（1）― 181

第X章　製薬業界の再編　183

1. 欧米大手製薬企業の再編動向 ･･･ 183
    - 1-1. 再編の背景にある事業環境変化 ――― 184
        - 製薬企業の環境変化／承認・保険収載のハードルが高くなる／製品市場の細分化／製薬企業の対策
    - 1-2. Novartis社とGSK社の再編の狙いと効果 ――― 185
    - 1-3. Pfizer社のAstraZeneca社への買収提案 ――― 186
    - 1-4. Actavis社がAllergan社を買収 ――― 187
    - 1-5. Pfizer社がAllergan社を買収 ――― 188

- 1-6. AbbVie 社による Shire 社の買収劇 ——— 188
- 1-7. メガファーマ追求型の Bayer 社 ——— 189
- 1-8. スペシャリティ特化型の Roche 社 ——— 189

2. 医薬品サプライチェーンのグローバル再編活発化 ……………………… 189
   - 2-1. グローバルサプライチェーンの誕生 ——— 189
   - 2-2. サプライチェーン再編の第 2 弾：医薬品卸米国 1 位の McKesson 社が欧州 2 位の Celesio 社と合併 ——— 190
   - 2-3. 巨大サプライチェーン誕生へと向かわせる動機 ——— 191
     「グローバル製薬企業との価格交渉力」の強化／医薬品事業以外での規模の経済とシナジー効果
   - 2-4. 巨大サプライチェーン再編の最終章 ——— 191

3. 関連情報 …………………………………………………………………………… 192
   - 3-1. 2014 年特許満了問題 ——— 192
   - 3-2. Novartis 社・2014 年度決算 世界第 1 位に躍り出る（2015）——— 193
   - 3-3. Pfizer 社・2014 年度決算 業績厳しい（2015）——— 193
   - 3-4. 2014 年度世界製薬企業ランキング——医療用医薬品売上高 Top 20 ——— 193
   - 3-5. Specialty pharma が米医療費を圧迫する（2015）——— 195
     新薬薬価は高くない（2015）
   - 3-6. ブランド薬の薬価が 14.8％上昇（2015）——— 196
   - 3-7. 米 2014 年薬剤費：対前年比 13.1％増の 3739 億ドルに（2015）——— 196
   - 3-8. 製薬企業に最も魅力的な国は米国，日本は 6 位（2015）——— 197
   - 3-9. 消費者評価調査 トップ企業は Shire 社（2015）——— 197
   - 3-10. ドラッグストア・チェーン CVS の禁煙政策（2015）——— 197

4. まとめ ……………………………………………………………………………… 198

● コラム―アメリカ四方山話（2）― 200

第 XI 章　FDA 規制情報ほか　　201

1. FDA regulation 情報 ……………………………………………………………… 201
   - 1-1. 55 疾患の臨床試験における有効性評価基準を作成（2012）——— 201
   - 1-2. Non-IND 下で実施の外国データの受け入れ guidance（2012）——— 201
   - 1-3. 後発品ユーザーフィー制度成立を促す（2012）——— 201
   - 1-4. FDA が抗菌薬開発を促進（2012）——— 202
   - 1-5. FDA が抗菌薬開発の QIDP 指定を発令（2012）——— 202
   - 1-6. FDA，orphan drug 指定の定義拡大を検討（2013）——— 203
   - 1-7. NIH が新薬発見加速パートナーシップを創設（2013）——— 203
   - 1-8. 未承認薬同士の併用療法開発（2013）——— 204
   - 1-9. FDA，OTC 薬承認制度の抜本改革を計画（2014）——— 204
   - 1-10. 抗がん剤の追加至適用量試験を承認前に実施（2014）——— 205
   - 1-11. 「openFDA」が公開（2014）——— 205

- 1-12. Biosimilar guidance が最終化（2015） ——— 205
- 1-13. 米「21世紀の治療」法案：下院が満場一致で承認（2015） ——— 206
- 1-14. FDA biosimilar ガイダンス案：一般名を先発品と区別（2015） ——— 206

2. 病気・疾病情報 ……………………………………………………… 207
   - 2-1. 米国で子供の脂肪肝が増加中（2013） ——— 207
   - 2-2. がん治療新時代（2014） ——— 208
   - 2-3. 青少年のe-メディア利用にガイドライン勧告（2014） ——— 208
   - 2-4. 3Dゲームで老化した脳の機能回復（2014） ——— 209
   - 2-5. Chronotherapy（時間治療）で治療効果アップ（2014） ——— 209
   - 2-6. 自閉症の発症リスク（2014） ——— 209
   - 2-7. 周産期のゲノム解析（2015） ——— 210
   - 2-8. 新規アルツハイマー病治療薬の開発状況（2015） ——— 210
   - 2-9. 米国企業：神経疾患治療薬420剤を開発中（2015） ——— 211
   - 2-10. 米国企業：836剤の抗がん剤を開発中（2015） ——— 211

3. 医療関連産業情報 …………………………………………………… 212
   - 3-1. Google社がヘルスケア関連の新会社「Calico」を設立（2013） ——— 212
   - 3-2. 血圧計部門のbest productにOmron社（2013） ——— 212
   - 3-3. Google社が自閉症研究のプラットフォームを構築（2014） ——— 213

4. その他 ………………………………………………………………… 213
   - 4-1. 副作用情報へのアクセスが手軽に可能（2012） ——— 213
   - 4-2. 「National prescription drug take-back day」の開催（2014） ——— 213
   - 4-3. 薬の消費者評価サイト（2014） ——— 214
   - 4-4. 2.28 Rare disease day（2015） ——— 214

5. まとめ ………………………………………………………………… 215

●コラム―アメリカ四方山話（3）― 216

推薦文に代えて ―― 小河貴裕氏との出会いと本書の発刊について ――（古川 裕之）218

Epilogue ――おわりに　220

【広告】グローバル開発を担うCRO企業　223

・掲載している情報は2016年1月末時点で確認したものです。
・本書のアルファベット表記は，固有名詞のほか，章タイトルや見出しに含まれるアルファベット，および本文にて文頭がアルファベットで始まる場合，頭文字を大文字とし，それ以外の場合はすべて小文字で表記しています。

I 米国の治験制度とFDAの承認制度

1. 米国治験の概要と制度

　新医薬品ではグローバル開発が主流となり,「国際共同治験」が広まっている。医薬品の早期開発という観点から国際共同治験には多くのメリットがある一方で,試験方法を統一するために言語や慣習の違いを乗り越えることが必要となる。また,グローバル開発のデータに基づいた承認申請には,各地域の言語で規制要件を満たす申請資料を作成する必要があり,迅速に作成できなければグローバル開発のメリットを活かすことができない。

　欧米に比べ新薬の承認が遅れる「ドラッグラグ」解消のため,三極同時開発が推奨され,種々の措置が功を奏して解消に向かっているように見えるが,「ラグの構造自体は温存されたままだ」との指摘が多い。問題は解消に向かっているのではなく,ただ見えにくくなっているにすぎない。

　「日本外し」には,「治験,承認審査に時間がかかる」や「薬価の仕組み,市場の特殊性」に起因するところが大きく,さらに,「日本文化のユニーク性,言語の違い」といった障壁や「治験のコスト高」などから実施の場になりにくい現実も指摘されている。

　日本が国際共同治験のメンバーとなるためには,中国や韓国に見られるコストやスピード,患者の集積性の高さなどの効率性を追求するだけでなく,治験現場に携わる一員として「質の高い治験」を対外的にアピールする必要があると考える。

　一方,国際共同治験を進めていく上での問題点として,外資系会社が日本の治験,行政の特殊性や違いを理解しようとせず,本国でのやり方を押し付けようとすることも多いと聞く。これに対応するためには,まず海外の治験事情を知ることが重要で,その上で一部受け入れざるを得ない現実を理解し,また日

第Ⅰ章

本側の特殊事情による要求をする努力も必要ではないだろうか。

本章では，米国での治験制度と FDA（Food and Drug Administration）の承認制度を，一部日本との違いを示しつつ記述する。

1-1．FDA の歴史的背景

粗悪品を避ける目的で「Pure Food and Drug Act」が 1906 年に制定されたが，多くの不備が指摘された。そこで，上市する薬剤，化粧品に安全性試験を義務づける法律（Federal Food, Drug, and Cosmetic Act：連邦食品・医薬品・化粧品法）が 1938 年に制定され，処方薬と OTC を分離し，宣伝に関しても FDA の管理下に置かれた。

1961 年にサリドマイド（鎮静薬）事件が起こり，米国では被害は未然に防がれたが，薬剤開発の曖昧さが指摘され，開発の過程で大規模 randomized clinical trial の必要性が採用された。さらに，適切なコントロールの選択，バイアスをなくす工夫などの研究デザインが重要視されるようになり，治験開始前のプロトコールの作成が義務づけられ，再現性を重視し，少なくとも 2 つの適切な試験が必要となった。まさに，現在行われている原型ともなるべきシステムが，このときに構築された。

1-2．FDA のミッションと組織

1-2-1．FDA のミッション

FDA のミッションは，「① 医薬品等の安全性，有効性を確保することで国民の健康福祉（public health）を保護する。② 医薬品等の安全性，有効性を高めるイノベーション促進の援助ならびに，国民が正確な情報を入手することを援助することによって国民の健康福祉を増進させる」ことである。

FDA の役割は，以前は規制の執行であったが，1997 年の FDA 近代化法以降は医薬品等の開発承認支援へと転換されている。

その良い実例がある。臨床試験を実施する製薬企業は日本では「治験依頼者」であるが，米国では「スポンサー」という。つまり，日本では，企業が申請をさせてもらうと考えるが，米国では，企業に申請をしてもらい国民の健康福祉に貢献してほしいという考え方である。FDA が早期からの事前相談を勧めるのも，早く確実に良い薬を開発してほしいからである。

1-2-2．FDA の組織

　FDA は日本の厚生労働省にあたる DHHS（Department of Health and Human Services）に属している。FDA を構成する組織としては，治療薬剤と生物製剤の承認審査を行う CDER（Center for Drug Evaluation and Research），遺伝子治療やワクチンを評価する CBER（Center for Biologics Evaluation and Research），デバイスの評価をする CDRH（Center for Devices and Radiological Health），動物薬を評価する CVM（Center for Veterinary Medicine）が審査部門で，このほかに安全性，毒性評価をする部門が併設されている（図1）。

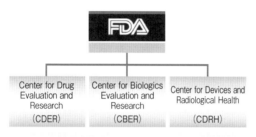

- CDER
  - 治療薬剤と生物製剤のレビュー
  - 臨床および製造のコンプライアンス
  - 薬剤・デバイスの混合プロダクトの薬剤面の評価
- CBER
  - 遺伝子・細胞治療のレビュー
  - ワクチン，血液製剤，組織置換のレビュー
- CDRH
  - デバイスと薬剤・デバイスの混合プロダクトのデバイス面の評価

図1．FDA の組織と担当領域

　日米の承認審査当局の人員，予算の比較を行った[1)-3)]（表1）。FDA の人員は PMDA（Pharmaceuticals and Medical Devices Agency：医薬品医療機器総合機構）の約 20 倍で，年間予算は約 40 倍と潤沢である。それもそのはずで，国費の占める割合が 58％と，PMDA の 12％に比べて圧倒的に FDA のほうが高い。ドラッ

表1．日米承認審査当局の人員，予算比較[1)-3)]

	日本（PMDA）	米国（FDA）
人　員	678（2013）	14,648（2013）
審査体制	新薬，生物製剤，医療機器	新薬，生物製剤，医療機器
年間予算	108 億円（2011） （うち国費 12％）	4500 億円（2011） （うち国費 58％）

グラグ，承認審査期間の違いが常に取りざたされるが，この人数と予算の違いが，これらの原因であることは明白である。

1-3．米国での開発プロセス

米国における新医薬品の IND 申請（Investigational New Drug：治験許可申請）から phase 3 終了，NDA 申請（New Drug Application：新薬承認申請）までの開発プロセスを図 2 に示す。

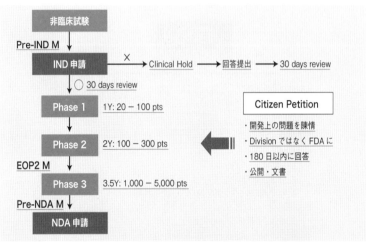

図 2．米国における新医薬品の IND 申請までの開発プロセス

1-3-1．非臨床試験（nonclinical study）

ヒト臨床試験を開始する前に，動物を用いた非臨床試験が行われる。ヒト以外を対象にするため非臨床試験と呼ばれ，臨床試験の前ということで，前臨床試験（preclinical study）ともいう。有効性のプロファイルを明確にする薬効薬理試験，安全性の情報を得るための毒性試験，投与された薬物の体内挙動を検討する薬物動態試験の大きく 3 つのパートがあり，各パートで 5 〜 10 試験行われ，コストは 3 億〜 5 億円となる。

1-3-2．IND 申請（IND submission）

臨床試験開始時の日米の違いを以下に述べる。

米国：NCE（New Chemical Entity：新規化合物）の「治験」や研究者による学術的な「臨床研究」を行う場合，FDA から IND の許可を受けなければいけない。IND の許可は製品ごとであるが，適応分野が異なれば新たに

IND 申請が必要となる．新薬開発のためのものは，commercial IND，研究用は investigator IND と呼ばれ，いずれも IND 申請により実施される臨床研究の質が確保されている．

　臨床試験または臨床研究が休止，中止されていないアクティブな IND は常時，1 万〜1 万 2000 件あり，製薬企業が新薬開発のために提出した IND は 1/3 にすぎず，研究目的の IND が残りの 2/3 を占め，いかに活発に臨床研究が行われているかがわかる．

　原則として，IND 申請には最終報告書の提出が求められ，FDA の審査官はこれらの書類をレビューする．30 日間経って連絡がなければ臨床を開始しても良いが，問題があれば「clinical hold」の連絡があり，臨床開始を保留し，30 日以内に回答を提出しなければいけない．Clinical hold を避けるためには，FDA との無料の事前相談（pre-IND meeting）で十分に議論をして，その結論を無視しないことである．

日本：「治験」や「遺伝子治療」を行う場合には，治験薬概要書や治験実施計画書等を作成し，PMDA に「治験計画届」を提出する．PMDA は必要な書類が揃っていれば届けの受け付けをする（許可を与えているわけではない）．

1-3-3. Phase 1

　Phase 1 は開発薬剤を，健康な成人ボランティアに投与し，その安全性（副作用の有無／種類／程度）や忍容性（tolerance）を中心に，吸収（absorption），分布（distribution），代謝（metabolism），排泄（excretion）の薬物動態（ADME）を確認する試験である．米国では最低 20 人から 100 人が対象となる．

米国：早い段階から性差の影響を検討することが好まれ男女とも登録される．非臨床安全性試験でも同じく，雌雄での安全性の検討が要求される．

日本：将来子供を生む可能性のある女性の母体を危険にさらすことは，倫理的に問題があるとして，phase 1 には男性のみが参加する．

1-3-4. Phase 2

　Phase 1 で得られた情報に基づき，患者を対象に薬の至適用量（optimal dose）の検討をするのが phase 2 で，用量設定試験（dose finding study）と呼ばれる．米国では 100 人から 300 人が対象となる．

　Phase 2 は，phase 2a（前期）と phase 2b（後期）とに分けられることが多い．

前期では，phase 1で安全性が確認された範囲内での用量を用いて，少数の患者を対象に安全性，用法（投与回数，投与期間，投与間隔など），至適用量を調べる。用量を増やしても効果が強まらなければ低い用量が至適で，用量に応じて効果が強まるのであれば，認容できる安全性とのバランスで至適用量を決定する。Phase 2aは探索的試験（exploratory study）にあたり，phase 2bはphase 2aの仮説に基づき患者数を増やして実施する検証的試験（confirmatory study）ともいえる。

また，phase 2aは，「Proof of Concept（POC）試験」ともいわれ，開発コンセプトの妥当性を傍証することを目的に実施される。POC試験から次相の開発に移行するか否かは，大きな資源投入の決断のときであり，新薬を開発する上で非常に重要なdecision pointとなる。

1-3-5. Phase 3

Phase 2で至適用量が設定され，有効性が妥当と証明されれば，多くの患者を対象に大規模検証試験が実施される。可能な限りplacebo比較試験が要求され，再現性を証明するために2つの大規模試験（pivotal study）が必要とされ，実際の治療に近い形での効果と安全性を確認する。さらなる安全性を確認するため，半年や1年といった長期試験の実施が求められる。安全性評価の観点から，米国では最低で1000例のデータが求められる。

1-3-6. Citizen petition（市民請願）

米国特有のシステムであり，日本には存在しない。

開発上の問題が生じた場合，スポンサーはcitizen petitionができる。当該divisionでは問題が解決されないとき，直接FDAに文書を提出して，FDAは180日以内に回答しなければいけない。FDAに対して規則の発効，変更または取り消しやその他のアクションを公式に要請する法律に基づいた手段である。FDAは年間約200件の市民請願を受領している。

1-3-7. 治験に関する情報開示

米国：FDAとNIH（National Institutes of Health：国立衛生研究所）が共同で臨床試験に関する情報を提供するサイト「ClinicalTrials.gov」で試験タイトル，対象疾患，患者数，使用薬剤，患者の選択／除外基準，治験施設などかなりの量の情報が公開されている。このような情報の可視化によ

り試験が標準化されているので，開発企業はFDAとのミーティングをスムーズに進めることができる。Phase 2以降の臨床試験はこのサイトに登録することが義務づけられている。

日本：治験中の個々の品目についての情報は，オーファンドラッグを除いて公開されていない。

1-4. 米国での治験実施の実際

1-4-1. 医療機関の治験実施体制

治験担当スタッフは，一般的には5人が1チームになり，PI（Principal Investigator：主任研究者），助手，CRC，治験を補佐する看護師，薬剤師から構成される。

1-4-2. IRB

少なくとも5人のメンバーから構成されることは日本と同様であるが，メンバーに関しての細かな規定がある。妊婦，囚人，ハンディキャップのある人が参加するときには，それらの人と一緒に働いたことがあるメンバーが必要である。両性のメンバーで構成され，少なくとも1人は自然科学領域の専門家で，また少なくとも1人は非自然科学領域のメンバーを選任する。さらに，少なくても1人は医療機関に関係なく，家族も関係していないこと等が規定されている。

クリニックでの治験の増加に伴い，セントラルIRBでの審議が増加している。IRBが商業化され，週3回のIRB開催もあり，軽微なプロトコールの変更は即日審議も可能である。

1-4-3. 医療機関との治験手続きにおける必須文書

FDAは，医師の仕事量を減らして医療に集中できるように必要書類数を減らし，コンパクトにまとめるようにしている。

1-4-4. 治験の費用と報酬

治験にかかる費用は，スポンサーが患者1人当たりの金額としてPIに対して支払い（150万〜200万円），PIは所属機関に施設使用料として20〜30%を支払う。治験が収益事業化してきている。

1-4-5. 患者エンロールの促進策

医師から患者への治験情報の提供，医師間の患者紹介，インターネットを利用した広告などが活用されている。医療費負担の軽減はもとより，かなり高額のインセンティブが支払われるケースもある。

1-5. 開発期間とコスト

新薬（new molecular entity）を一から研究開発するケースのステップごとの期間，費用，成功確率（NDA 承認を起点として）について，13 の大手製薬企業のデータを基に試算された報告[4]がある（**表2**）。

ターゲット化合物の探索から非臨床試験で薬効，安全性を確認し IND を提出する過程で，5.5 年の期間と 824 億円のコストがかかり，その段階での成功確率はまだ 8% しかない。

臨床試験にかかる期間は 6.5 年，経費は 906 億円が必要となり，承認許可への成功確率は phase 1 で 12%，phase 2 で 22% とまだ低く，phase 3 でようやく 64% となる。FDA の申請時点で 91% であるので，この段階においても 10 に 1 つの薬剤が許可されていないことがわかる。

創薬から承認許可まで，早くて約 12 年，慢性疾患等の治療期間の長いものでは約 20 年かかる。費用は平均して 1778 億円となる。このように長い開発期間とコストがかかる製造業は，医薬品以外にないのではないだろうか。

ちなみに，日本国内では非臨床試験から承認まで 9.2 年，研究開発のコストは国内では 500 億円程度である[5]。

表2. 米国で開発される新薬の開発期間とコスト[4]

開発ステージ	期間(年)	費用(億円)	成功確率(%)
ターゲット探索	1	94	4
リード化合物ヒット	1.5	166	5
リード化合物最適化	2	414	7
IND 用非臨床試験	1	150	8
Phase 1	1.5	273	12
Phase 2	2.5	319	22
Phase 3	2.5	314	64
承認申請	1.5	48	91
NDA 承認	13.5	1778	100

1-6. 相談制度

米国：FDA が外部と実施する会議は，事前に日程を決めて，面談（face to face meeting）あるいは電話会議（teleconference）で行われ，以下に分類される。

（1）Type A meeting

開発計画が滞ってしまう等の理由で緊急に開催する必要があるミーティングで，解決策を議論する。申込書受理後 30 日以内に実施する。

（2）Type B meeting

① pre-IND meeting，② end of Phase 1 meeting，③ end of Phase 2 meeting，④ pre-NDA meeting があり，開発計画，試験内容の相談ができる。ただし，1 品目につき①〜④を 1 回ずつまでと制限している。申込書受理後 60 日以内に実施する。

（3）Type C meeting

Type A，Type B meeting に属さないミーティングで，申込書受理後 75 日以内に実施する。

（4）Special Protocol Assessment（SPA）

がん原性試験，最終製品の安定性試験，phase 3 のプロトコールについて相談できる制度である。試験開始の 90 日以上前に行うことが勧められている。書面による申し込み後，部局長が相談の妥当性を判断し，評価が行われて，45 日以内にコメントが入った「SPA letter」が送付される。本通知について当局とミーティングを希望する場合には，上述の Type A meeting として開催される。

スポンサーは，重要な問題事項を討議したいときには面談を要求し，確認事項のみの場合には時間，経費の節約のため電話会議を好む。面談前日に FDA から回答が FAX され，その回答に討論の必要がなければ会議をキャンセルできる。FDA のプロジェクトマネジャー（PM）が会議の窓口となって対応してくれ，議事録は 30 日以内に送られてくる。議事録で合意できない点は，さらに相談の機会がある。

日本：タイプ別には分かれてはいないが，ほぼ同様の面談システムがある。オーファンドラッグ，医療上特に必要性が高いと認められる医薬品は，優先的な相談が受けられる。米国と特に大きく違う点は，各相談が有料であることである（相談ステージにより異なり，400 万〜 600 万円）。

1-7. 重篤疾患治療薬開発のための制度

米国：1997年のFDA近代化法に設けられた制度で，審査を含む法的処理手順を効率化し，迅速な上市を目的としている（図3）。

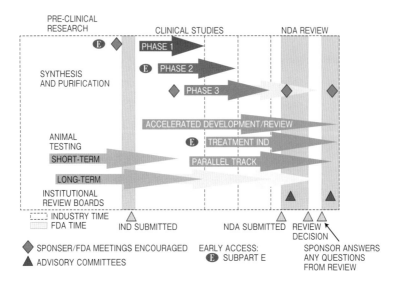

図3. 米国における重篤疾患治療薬開発および未承認薬使用のための制度

（1）Subpart E（21 CFR 312.80）

1988年に法制化され，生命を脅かし重度に衰弱させる疾患に対する新薬に適用される。特に有効な既存薬がないときに指定される。ベネフィットとしては，① 頻回の相談が可能，② phase 3 を phase 2 に組み込み可能，③ 安全性と有効性の評価にはFDAの解析法を適用，④ 市販後のphase 4 データの提出を前提とした承認審査が可能，などである。

（2）Expedited programs（迅速承認審査プログラム）

現在，迅速承認審査プログラムは，fast track（1988年），priority review（1992年），accelerated approval（1992年），breakthrough therapy（2012年）の4つがある。詳細は，第Ⅳ章で説明する。

日本：重篤疾患治療薬開発のための迅速承認審査プログラムがある。

1-8. 未承認薬使用の制度

米国：患者にとって未承認薬を使用できるメリットがある下記の制度で，開発期間短縮には寄与しない（図3）。

(1) Treatment IND
　重篤疾患や既存治療薬がない疾患の患者が，開発段階（phase 3）の有望な新薬を薬剤の上市前から使用できる制度。実施されている治験に参加できる患者は対象とはならない。
(2) Parallel track
　AIDS 患者や HIV 患者で，治験に参加できない場合に，有望と判断された新規薬剤の使用を可能とする制度。

日本：現状，米国と同様の制度はない。

2. 新薬申請から承認まで

　FDA は，米国人が体内に摂取，外用剤として使用する製品のほぼすべてを管轄しており，結果，FDA の規制は米国経済の約 25% に影響している。このため，FDA がこれらの製品に対して許可を与えるのが遅れると，メーカーと販売業者の財務だけでなく，国民の健康にまで影響が出ることになる。

　FDA は製品の副作用を把握するため，科学的に正しい審査を行う必要がある。しかし，審査を徹底すると承認プロセスが遅れがちになる。FDA は，新薬の承認のスピードと審査の慎重さとのバランスをどのように取っているのであろうか。

　米国での新薬申請から承認までのプロセスを説明し，審査のスピードを上げるために審査の標準化の試みがなされていること，さらに承認過程，結果の透明化に努めていること，また priority review（優先審査）品目も慎重に審査をしていることを紹介したい。最後に，申請者側に立って開発をスピーディに，そして確実に進めるための FDA ミーティングの心得等を提言したい。

2-1. 米国での申請，承認プロセス

　米国における新医薬品の NDA 申請から承認（approval）までのプロセスを図 4 に示す。

第Ⅰ章

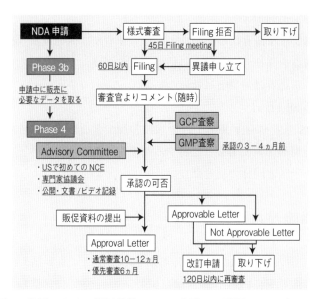

図4. 米国における新医薬品のNDA申請から承認までのプロセス

2-1-1. NDA申請の考慮事項

申請者は申請資料の不足，不備の確認のため，pre-NDA meetingを実施すべきで，得られたデータが申請計画の目的に合致しているか，過去のFDA meetingでの問題点をすべてクリアしているかが重要な点である。米国ではNDA資料は，e-CTD（electronic Common Technical Document）で提出しなければならない（2008年1月から）。

Prescription drugの申請料（user fee）は，2002年では26万ドルだったものが，2009年には124万ドル，2015年には217万ドルにアップした。承認後も製造所の登録（NDA establishment）に55.5万ドル，年間製品の登録料（annual product registration）に10.4万ドル必要である。

Biosimilar drug申請も同額の217万ドル，generic drugは6.4万ドル，animal drugは40万ドルである。

2-1-2. NDA filing（受理）

NDA申請後，FDAは様式審査を行い，申請者に60日以内に受理の可能性を知らせなければならない。NDA資料の内容が不十分な場合は，45日後にfiling meetingが開催される。問題が解決されれば受理されるが，解決されない場合には取り下げとなる。

申請者は申請時に，priority review を希望でき，受理の通知と同時期に決定される。審査期間は priority review の場合は 6 ヵ月，標準審査（standard review）の場合は 10〜12 ヵ月である。

2-1-3. 申請資料の審査

Filing 後，各担当審査官より質問等が直接申請者へ電話，FAX でやってくる。混乱を避けるため，申請者の窓口は薬事担当者 1 つにしておくべきである。

FDA から申請者への質問は承認に関する決定事項が通達される時期の 3 ヵ月前までで，申請者が amendments（改訂版，「2-9-1. Amendment〔改訂版〕」で詳述）を提出する場合も，3 ヵ月以前に行わないと審査期間が 3 ヵ月間延長される。

審査が問題なく進んでいると，並行して臨床試験実施施設への GCP 査察，製品製造施設への GMP 査察が実施される。

2-1-4. Advisory Committee（専門委員会）

Advisory Committee（AC）は，医薬品の開発，評価に関する科学的，技術的な事項について，FDA に対して助言や勧告を行う独立した組織である。

（1）システム

米国で初めての申請薬剤が対象であるが，企業が要望した場合にも必要に応じて開催され，会議は一般公開されている。さまざまな分野ごとに committee が設けられ，メンバーは各分野の専門医，統計学者や患者を含めた一般人で構成される。FDA の医系審査官がしばらく臨床から離れていることから，専門医に最新の意見を聞く目的もある。ここでは，助言や勧告が行われるものの，承認の最終判断，決定は FDA が行う。

申請者には 55 日前までに開催の通知を出し，申請者と FDA の発表資料が開催日の 2 日前までに公開される。議事録も遅くとも 1 ヵ月以内に作成され，公開される。

（2）最近の傾向

近年，AC が開催されずに承認される傾向（約 1/3 の品目）が高まっている。

AC の非開催の理由は，① FDA のリソースの限界，② ユーザーフィー法による審査終了目標日からくる圧力で AC に時間が費やせない，③ 製品によっては，安全性・有効性が明確で AC での議論が不要，④ AC での審査がイノベイティブな製品の承認を遅らせる，など多岐にわたっている。

(3) AC の意見の扱い方

新薬承認あるいは効能追加承認を取得した品目のうち，FDA が AC 通りに措置を取った品目は約 2/3 である。少なくとも 1～2 割は AC の承認勧告にもかかわらず，FDA は非承認で回答書を要求する質問書の complete response letter（審査完了通知）を発行している。

(4) AC 出席の自験例

会議は FDA に近いホテルで開催された。メンバーは 5 人の専門家（眼科医，統計学者），患者代表，申請者とは別の企業代表者の 7 人で構成され，「コ」の字型のテーブルセッティングで議長と委員が中央のテーブルに，FDA 関係者は向かって右に，申請者は左の席についた。

最初に申請者側から薬剤の基礎，臨床の結果を 40 分で説明し，FDA 側から審査内容を 20 分で説明した。その後，委員から申請者と FDA に対して質疑応答が繰り返され，最後に承認に値するか否かの投票が行われた。結果，7 対 0 の全員一致で承認に問題はないとの判断が下された。

2-1-5. NDA 承認の通知

さまざまなプロセスを経て最後に決定される承認に関する通知には，3 種類ある。

Approval：重要な不備がなく，最終的なラベリング（表示）がすべて合意に達し，正式な承認となるケース。

Approvable：申請資料は安全性と有効性の基準を満たしているが，不足な資料の要求やラベリングの詰めが必要なケース。

Not approvable：長期臨床試験の追加等の重要な欠陥が申請資料に認められるケース。FDA は安全性に非常に敏感である。

初回審査（1st cycle review）後，approvable と not approvable の場合には，改定申請をすれば 120 日以内に再審査が行われる（審査サイクルに関しては後述）。

2-1-6. Phase 3b の実施

米国の phase 3 は，プラセボ対照試験が基本であるので既承認薬との比較試験がなく，NDA 申請資料だけでは，承認後の市場での位置づけ，特長を明確化できていない。

米国では，NDA 申請して審査中に既存薬との比較試験を実施することが可

能で，phase 3b と呼ばれる。薬剤が承認されることを前提に本剤の良さを際立たせるため，NDA 申請データとはかなり違ったプロトコールで試験が行われることが多い。

2-2．審査の標準化
　米国における審査の標準化に関しての取り組みについてまとめる。

2-2-1．Review diagrams（審査プロセスの図式化）
　医系審査官自身の審査プロセスを記録して図式化する review diagrams を作成している。審査の透明性を高めるという観点から web 上で公開されているので，製薬企業にとっては有用である。

2-2-2．Good Review Practice（GRP：標準審査基準書）
　審査官に対する審査の標準的指針であり，審査の考え方を外部に表明している。

2-2-3. Good Review Management Principles and Practices(GRMPs)
　申請後の初回審査における審査の効率化と統一化の促進を意図している。当局と申請者間のコミュニケーションの取り方が記載されている。

2-3．情報公開制度
　標準化された審査を経て，承認になった薬剤のデータ，審査結果も公表されている。

2-3-1．Drugs@FDA
　全医薬品の承認審査に関わる情報（レビュー内容，ラベリング）を Drugs@FDA から入手することが可能である。

2-3-2．CDER new drug and biologic approval reports
　承認審査に関する年ごとの審査期間等の実績が公開されている。

2-3-3．Advisory Committee
　公開会議で，前述のように会議資料，議事録もインターネットで公開されて

いる。

2-3-4. Transparency initiative

　FDA は，2009 年 6 月に FDA の「transparency initiative（透明性改善策）」を打ち出し，内部に専門委員会を設置した。これによって 2010 年 1 月には，情報公開サイト「FDA Basics」が作られた（phase 1）。続いて，副作用報告，臨床試験，新薬承認等に関する広範囲にわたる事項が phase 2 として 2010 年 5 月に出された。

　これに対し，製薬企業側からの FDA の作業や意思決定に関する情報が欲しいという要望に応え，2011 年 1 月に以下の内容の phase 3 が提案されている。

　「FDA Basics for Industry」と名づけられたドラフト案には，FDA が企業向けに今後行うべき 5 つの提案と，その具体的な 19 の行動項目が書かれている。たとえば，FDA から企業への情報提供の方法（FDA 職員が外部で行った講演のパワーポイントのスライド公表）や，承認申請された製品の審査の方法や進行状況を公表するなどである。

2-4．Priority review 制度

米国：申請後のデータ審査の方法に 2 つある。
日本：米国と同様の制度がある。

2-4-1. Priority review（優先審査）

　ある疾患の治療，診断において既存の治療薬に比べて有効性が上回る，副作用の軽減など有意に優れる新医薬品が対象。申請者が指定希望として申請し，NDA 受理後 60 日以内に可否が通知される。

2-4-2. Standard review（標準審査）

　Priority review に該当しないすべての品目。

2-5．Priority review 制度の問題点

2-5-1．審査システムの仕組み

　NDA 申請後，優先品目は 6 ヵ月を目途に 1st cycle review の結果通知が送付される。Approvable，not approvable のケースには，FDA は complete response letter を送付し，申請者は回答書を提出するか，取り下げのどちらかを選択す

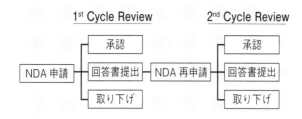

図5. 審査システムの仕組み

る（図5）。回答書を提出しても承認にならない場合には，試験の再実施のケースが多く，その試験終了後にNDAを再申請し2nd cycle reviewが行われる。それでも承認が得られない場合，以下同様に3rd，4th cycle reviewが行われる。通常は2nd cycle reviewで承認されなければ，諦めることが多い。

2-5-2. 1st cycle reviewでの承認率

2011〜2014年の1st cycle review[6)-9)]の結果を見てみると，priority review品目では承認率は87〜100％と高いが，standard review品目では承認率は低く40〜82％である（表3）。

FDAはpriority review品目の審査期間が6ヵ月，standard review品目は10ヵ月を目標としている。Priority review品目では1st cycle reviewでの承認率が高いことは，審査がこの目標期間内で終了し承認をされていることを意味する。

Priority review品目の場合，臨床試験の有効性の結果がクリアであることが多く，試験結果の解釈に疑問もなく，比較的スムーズに審査が進むのであろう。現時点ではpriority review品目となれば，かなりの高い確率で6ヵ月後には承

表3. 1st cycle reviewでの承認率[6)-9)]

年	承認数	Priority Review		Standard Review	
		全承認数	1st Cycle reviewによる承認数	全承認数	1st Cycle reviewによる承認数
'11	30	15	13 (87)	15	6 (40)
'12	39	16	14 (88)	23	18 (78)
'13	27	10	10 (100)	17	14 (82)
'14	41	25	22 (88)	16	10 (63)

カッコ内は1st cycle reviewによる承認数の各review別全承認数に対する割合（％）

認されている確率が高いので，priority review 申請にチャレンジすべきであろう。

2-6. FDA meeting の留意点

申請者が開発をスピーディに確実に進めるための重要なマイルストーンである。各ステージで開催する FDA meeting（図6）時の留意点を以下に述べる。

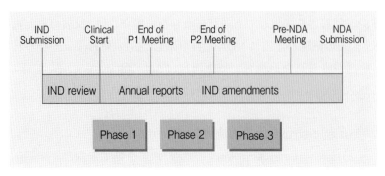

図6. 米国における新医薬品開発のタイムラインと FDA meeting

(1) ミーティングリクエスト

ミーティングリクエスト時にミーティングのタイプとその必要性を伝える。ミーティングを効率良く進めるために，リクエストのときに予備的な質問をFDA に提供しておいたほうが良い。

ミーティングの日程は，Type B meeting の場合，リクエストから 14 日後にFDA はスポンサーに日程と時間を提案し，60～75 日後にミーティングが予定される。

(2) ミーティングパッケージ

FDA が質問に答えられる十分な情報を含め，最終質問を含めてミーティングの 30 日前までに提出する。

(3) ミーティングの 7 日前から前日

FDA は質問に対して前日までに書面（FAX）で回答する。スポンサーは回答内容により，ミーティングの開催 or キャンセルを決める。たとえば，回答が明解な場合にはミーティングは不要であるが，回答内容が理解困難であったり，期待する回答でなかった場合には予定通りミーティングを実施したほうが良い。

スポンサーは FDA の回答を基にミーティングの準備をし，ディスカッショ

ンが必要な問題点に絞ったミーティング内容に再構成する。
(4) ミーティングの進め方

　事前準備として，質問とFDAの事前回答から本番でのディスカッション内容をシミュレートし，事実に基づいた議論をするように努め，誤解を与える言い方は避ける。

　ミーティング中の注意点は，注意深く聞き，質問に対し協力的に対応する。ただ，不確かな要求に対しては同意せず，期日内に回答するとはっきりと述べる。

　プロジェクトマネジャーが代表して話すようにするが，専門的な質問にはその回答者を決めておく。また，メモを取る担当者を決めておく。

　ミーティングの終了前には，アクションアイテム（予定実施項目）と合意点についてFDAと確認する。

(5) ミーティングのフォローアップ

　ミーティング終了後，出席者で議事録メモを作成しておく。不確実なことは，翌日でもFDAのプロジェクトマネジャーに確認する。FDAからミーティングの議事録が約1ヵ月後に送られてくるので，内容をレビューする。この議事録を基に次のステップの臨床計画が決定されるので，注意深く読み，曖昧な箇所はFDAにも確認すべきである。

(6) FDAとは交渉できる

　米国製薬企業の間では，「FDAとは交渉できる」というのが一般的である。そのコツと重要な点をまとめた。

　ある開発上の問題を解決するために，どのようにFDAにアプローチするかを熟慮する。切り出すタイミングは，本件に関する蓄積したデータ量や他社開発状況，科学の進歩に依存する。また，FDAが何を重要としているのか，考え方を理解する。

　そして，その問題に対して協力し合い，相互で解決策を探すようにする。FDAと合意ができれば書面に残し，合意したものは必ず行うこと。企業がどのように問題に対応するかが最も重要で，そこで信頼関係が構築できる。

　その意見交換の手段として，ミーティングやメールを活用し記録を残しておけば，何か問題が起きてもFDAは背景をよくわかっているので理解を示してくれる。

2-7.IND 申請のときの留意点
(1) IND 申請者

国外居住者が IND を提出することはできず，米国在住者に限られる。日本企業が IND を提出する場合，あるいは提出前に pre-IND meeting をする場合には，米国在住のコンサルタントに代表者になってもらうのが良い。

(2) 申請様式，内容

IND は ICH CTD のフォーマットで提出することが推奨されている。FDA は電子的 IND を好むが，紙ベースでも受理する。

開発相に合った情報を含め，情報の重複は最小限にすべきである。含めるべき情報は，臨床開発計画と最初の臨床試験のプロトコール，それまでのヒトのデータ，適切な薬理，毒性試験（機序，非臨床薬物動態，安全性，薬理，原薬に関する製造情報とプロダクト情報，安全性を示すために開発相に応じた十分な情報）である。

(3) IND 提出と審査

FDA の担当部署のプロジェクトマネジャーと申請および予定日に関する情報を共有する。IND 資料完成後，対応するセンターの document control room へ送付する。

FDA は一般的に 30 日間でレビュー（calendar day）するので，スポンサーはその間，臨床試験の開始を待つ。FDA からスポンサーの代表者に書面で決定事項（proceed：開始してよい，proceed with conditions：条件付きで開始してよい，clinical hold：試験差し止め）の連絡が来る。

2-8.Clinical hold を避けるために

スポンサーが問題を解決したと思っても，FDA は安全性のリスクを十分に理解していない企業に対しては過剰反応することがしばしばある。2 つの注意点を挙げる。

(1) FDA の要求が完了か

Pre-IND meeting での FDA からのアドバイスに従い，非臨床毒性試験に関する要求が完了していることを確かめる。

(2) 安全性を重視しているか

可能性のある安全性の問題について理解しておく。臨床試験のデザインにおいて，患者の安全性確保の観点から慎重に行っていることを示す。

2-9. 初期の IND をマネジメントする

IND をマネジメントするために，2 つの必須タスクがある。

2-9-1. Amendment（改訂版）

IND にタイムリーにデータを追加する場合には，そのデータのみを記載した amendment を FDA に提出する。

たとえば，clinical hold になった場合には，FDA の質問に対する対応をしっかりとして，amendment として提出する。

また，新しい安全性情報やデータが入手できたとき（例：毒性試験の総括報告書），以前提出されたデータからの何らかの変更があった場合（例：製造），実薬が使われる前に速やかに amendments を提出しなければならない。新しい臨床プロトコールも，amendments として試験開始前に提出が必要である。

2-9-2. Annual reports（年次報告）

FDA は IND に対し annual reports を要求する。毎年，IND 申請が有効（go into effect）になった日（anniversary date）から起算し 60 日以内に過去 12 ヵ月に得られた情報をアップデートする（特に CMC，毒性，臨床試験の安全性情報）。

3. まとめ

FDA が，審査のスピードを上げるために審査の標準化を行い，承認過程，結果の透明化に努めていることは，企業にとって好ましいことである。

臨床開発をスムーズに効率良く進めるためには，書類上の報告だけではなく，FDA とのポジティブな付き合いを継続する必要がある。もしも FDA が懸念する事項があるならば，解決するように努力すべきであり，解決策が見つかれば早急にミーティングをして議論し，親密な関係を構築することが重要である。なぜなら，FDA は開発中の薬剤の問題点をよく理解しているので，スポンサーがどのように問題点に対応するかに常に関心を払っているからである。

■参考文献

1） 首相官邸：近藤達也，PMDA 改革
http://www.kantei.go.jp/jp/singi/iryou/dai2/siryou4.pdf
2） 独立行政法人医薬品医療機器総合機構：成田昌稔，PMDA の業務と最近の取組み
http://www.pmda.go.jp/files/000163596.pdf
3） 独立行政法人医薬品医療機器総合機構：日下部哲也，米国食品医薬品局 FDA の組織構造
http://www.pmda.go.jp/files/000157750.pdf
4） SM Paul, DS Mytelka, CT Dunwiddie, et. al.：How to improve R&D productivity: the pharmaceutical industry's grand challenge. Nature Reviews Drug Discovery 9： 203-214，2010
5） 八木崇, 大久保昌美, 小野俊介：医薬品開発の費用－アンケートによる実態調査－，政策研ニュース 29：1-9，2010
6） FDA：Novel New Drugs 2014 Summary
http://www.fda.gov/downloads/Drugs/DevelopmentApprovalProcess/DrugInnovation/UCM430299.pdf
7） FDA：New Molecular Entity Approvals for 2013
http://www.fda.gov/Drugs/DevelopmentApprovalProcess/DrugInnovation/ucm381263.htm
8） FDA：New Molecular Entity Approvals for 2012
http://www.fda.gov/Drugs/DevelopmentApprovalProcess/DrugInnovation/ucm336115.htm
9） FDA：New Molecular Entity Approvals for 2011
http://www.fda.gov/Drugs/DevelopmentApprovalProcess/DrugInnovation/ucm285554.htm

●コラム～アメリカ歳時記（1）～

　米国には，日本とは違い民間雇用主が従業員に holiday（祝日）を提供しなければならないと義務づける連邦法も州法もない。しかしながら，毎年，米国の雇用主が従業員のベネフィットとして提供するさまざまな有給祝日が存在する。

　95%以上の米国の雇用主が有給祝日として認めて使用する日は6つある。それらは，New Year's Day, Memorial Day, Independence Day, Labor Day, Thanksgiving Day（感謝祭），そして Christmas Day である。これらに続く一般的な holiday としては Day after Thanksgiving Day（感謝祭の翌日）があり，およそ70%の雇用主が祝っている。

　続いて民間雇用主が採用する4つの祝日（採用率）がある。それらは，Martin Luther King Jr.'s Day（32%），President's Day（32%），Columbus Day（16%），Veterans Day（21%）である。

　通常は有給祝日として祝われないが，宗教上の祝日には，Rosh Ha Shana（ロシュ・ハシャナ，ユダヤ新年），Ramadan（ラマダン，イスラムの断食の月），Diwali（ディワリ，インドの新年）が含まれる。

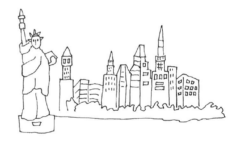

　以上のように，有給祝日の日数としては10日前後で，日本のように多くはない。

【1月】

<u>New Year's Day（1月1日）</u>

　前日の大晦日（New Year's Eve，休日ではない）より友達，家族とパーティをする。新年を迎えるとキスとハグの嵐。元日はゆっくりして，ローズボール等のアメフトのテレビ観戦をする。1月1日は，日本と比べるととても静かである。翌日の1月2日から普通に仕事が始まるので，新年という感じがしない。

<u>Martin Luther King Jr.'s Birthday（1月第3月曜日）</u>

　アフリカ系アメリカ人公民権運動の最大の指導者でありプロテスタントバプテスト派のキング牧師の誕生日を記念した日。キング牧師は1963年に25万人とともにワシントンD.C.まで大行進し「I have a dream」の演説で有名な人物。1964年にはノーベル平和賞を受賞した。1968年，テネシー州メンフィス遊説中に暗殺され39歳の短

い生涯を終えた。彼の誕生日は1月15日だが，アメリカ議会は1986年に1月の第3月曜を「キング牧師の誕生日」として国民の祝日にした。

Chinese New Year's Day
　中国，日本，朝鮮半島，ベトナムでかつて使われていた旧暦の正月である。各地で中国系移民，在米中国人が中心となったイベントが開催される。

【2月】

Groundhog Day（2月2日）
　ジリスの一種，グラウンドホッグを使った春の訪れを予想する天気占いの行事。2月2日に冬眠から覚めるグラウンドホッグが，外に出て自分の影を見たときの反応で春の訪れを占う。グラウンドホッグが影を見て驚き，冬眠していた巣穴に戻ると，冬はあと6週間は続き，影を見ないでそのまま外へ出ると，春は間近だという。

Super Sunday／Super Bowl（2月第1日曜日）
　National Football Conference（NFC）優勝チームとAmerican Football Conference（AFC）優勝チームの間で争われるNational Football Leage（NFL）の優勝決定戦。アメリカンフットボールの最高の大会で，アメリカ最大のスポーツイベント。

Valentine's Day（2月14日）
　269年にローマ皇帝の迫害下で殉教した聖バレンティヌスに由来する記念日で，男女の愛の誓いの日。男女ともに，花やケーキ，カードなどさまざまな贈り物を，恋人や親しい人に贈る。

Ash Wednesday：灰の水曜日
　キリスト教カトリック教会をはじめとする西方教会の典礼暦年のうちの一日。復活祭の46日前で四旬節の初日にあたる。この日の典礼では，前年の式に使用されたナツメヤシまたはシュロの枝などを燃やした灰の祝別式とその灰を額に塗る塗布式が行われる。

President's Day（2月第3月曜日）
　米国の独立を勝ち取った初代大統領ジョージ・ワシントンの誕生日（2/22）と，奴

隷解放の父，第16代大統領アブラハム・リンカーンの誕生日（2/12）を祝う記念日。ワシントンは1ドル札と25セント，リンカーンは5ドル札と1セントの肖像として有名。

【3月】

Los Angeles marathon（2～3月中旬の日曜日）
　ロサンゼルスオリンピックをきっかけに始まったアメリカ西海岸最大のマラソン大会。ドジャーススタジアムをスタートし，ハリウッドやビバリーヒルズなど，LAの主要観光スポットを通り，サンタモニカのビーチでゴールする。筆者も走る。

Daylight saving time Start（3月第2日曜）
　夏時間の開始。日曜日の午前2時に，時計を1時間早め，午前3時とする。翌日の月曜日は寝不足気味と感じるかもしれない。

St. Patrick's Day（3月17日）
　アイルランドにキリスト教を広めた聖人聖パトリックの命日。アイルランドの象徴クローバーがモチーフで，シンボルカラーの緑色のものを身につける。この日，アイルランド系の移民が多いニューヨークやシカゴで盛大なパレードが行われる。

II 米国治験の実際
(Phase 1-3, NDA approval)

　2014年に承認された新薬は41である。ここ10年間の平均治験薬IND提出数が696なので，IND提出後の承認までの成功確率は5.9%となり，承認までのハードルがいかに高いかがわかる。

　薬剤の承認の成否は，開発品の本来持っているポテンシャル，競合品と比較してのベネフィットに依存するはずである。しかしながら，臨床試験はヒトがマネジメントするものであるため，目に見えないファクターが試験結果を左右することがある。

　自社の開発部隊で治験をするなら，最初から最後まで軌道修正を含めたコントロールが可能である。しかし，米国に臨床拠点を持たない企業の場合，米国CRO（Contract Research Organization：開発業務受託機関）に治験を委託せざるを得ないので，日本人と米国人との間でのカルチャーの違い，言語の壁，ミスコミュニケーション等に由来するヒューマンエラーが起こる可能性が高い。その結果，意図した試験が行われなかったり，解釈の違いが起こったりすることがたまにある。

　本章では，米国に臨床開発拠点を持たない企業が，どのように海外臨床開発を行えば良いかを知るために，前半では一般情報を，後半では筆者の経験した臨床開発実例を述べてみたい。

1. 治験実施前準備

1-1. 臨床開発業務の To Do List

　米国臨床開発をスタートする前にまずやるべきことは，開発薬剤の対象疾患に関する市場調査である。① 市場の問題点は何か？　② 開発薬剤の市場での価値はどうか？　③ 本質的なドクターニーズは何か？　④ 競合品に対しての

強み，弱みを列挙するなどして，多角的に薬剤の市場での位置づけを捉えることが重要である。

その市場調査に基づき，① 本薬剤の開発コンセプト，② 方向性が決定され，③ 対象疾患を明確にし，④ その疾患内での薬剤が奏効する患者群をも絞り込み，⑤ 最終的に薬剤の特長を活かした試験のエンドポイントとデザインを決定する。このように「市場 → 対象患者群 → 治験プロトコールのコア」と絞り込んでいく開発戦略が重要である。

以上のプロセスを「To Do List」に漏れなく展開して，進捗を自己チェックしていく。ここまでは個人プレーの範囲内でできるので問題ないが，実地臨床は米国 CRO との共同作業となるのでさまざまな問題点が出てくることとなる。

そこで重要なのが，CRO の選択と医学専門家をいかに協力的にプロジェクトに引き込むかである。ここからのプロセスは，何度も「To Do List」の書き換えが必要となってくるステップであり，米国臨床に深く入り込む必要があるときである。

1-2. 開発薬剤のタイプによる CRO の選択

米国での治験実施には 2 つの CRO 委託タイプ（**図 1**）がある。

1 つは，すべての機能を揃えている大規模 CRO に委託する場合で，「all in one type」と名づける。エンロールが困難な場合や phase 2 skip 等の戦略が重要視される場合，内部での連携がうまくいくこのタイプが望ましいと考える。

2 つめは，患者のエンロールや CRA 業務は小規模 CRO に委託し，他の機能は独立したコンサルタントと協力して進める「independent type」である。ルーチン疾患では，特に内部での連携は特段必要ではないので，臨床・薬事に経験のあるコンサルタントを責任者にして運営すればうまくいく。

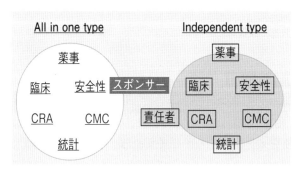

図 1. 米国治験実施の 2 つのタイプ

治験費用は，明らかに前者のほうが高額となる。CRO選択の基本は，対象疾患の治験の状況と申請戦略を吟味することである。

CRO機能とは別の重要な点が，コミュニケーション言語の問題である。米国人との意思疎通が困難なら，日本人スタッフが常駐あるいは日本語が堪能な米国人がいるCROを選ぶのも選定の一条件である。

1-3．Phase 1 からのグローバル開発への考慮

CROを決定するためには，事前に本薬剤の開発地域を決めておく必要があり，開発戦略に合ったボランティアパネルを持っているCROが望ましい。

開発戦略パターンとして，次の3つが考えられる。① 米国での開発のみ，② 米国開発を先行させphase 2での有効性を確認後，日本での開発・phase 2を開始する，③ どちらかの地域でphase 1を終了後，日米でphase 2を同時開発。

最近ではグローバル開発が主流となっているので，ここでは②，③ のケースで考えてみたい。その材料として，後述するCROでのアジア人を対象としたphase 1試験数の年次推移を示したデータを説明する（図2）。

アジア人を対象とした試験数は2006年より徐々に増加し，2010年度には14試験，2013年度には29試験と急激に増加した。当該CROでは全試験の約1/4

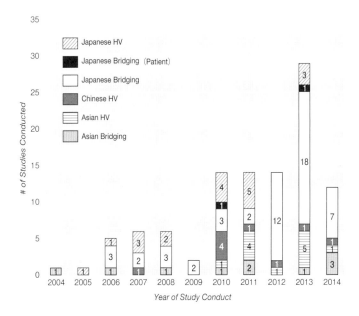

図2．アジア人対象のphase 1試験数の推移（WCCT Global 社より提供）
（HV：healthy volunteer，Bridging：白人参加の試験）

がアジア人試験である。

アジア人対象の phase 1 試験の 2012 年から 3 年間の白人と日本人との bridging 試験数は，12，18，7 と全試験の約 2/3 を占める。当該 CRO は日本人を積極的にエンロールできる施設として利用価値が高い。

開発戦略③のパターンでは，phase 1 から米国人と日本人のエンロールをしておくことが必要である。そのためには，米国での phase 1 実施が現実的である。開発戦略②のパターンでも，phase 1 から日本人を含む民族集団をエンロールしておけば，米国 phase 2 終了後速やかに日本で phase 2 or 3 に進むことができるので，グローバル開発も可能である。

1-4. アジア人の治験を手がける CRO

アジア人試験を phase 1 から積極的に進めている WCCT Global 社はカリフォルニア州，ロサンゼルス市の近郊サイプレス市に本社がある（5630 Cerritos Ave, Cypress, CA 90630 http://www.wcct.com）。1998 年に設立され，従業員数は約 350 人，年間の試験数が平均 100 で，日本人も含むアジア人の治験を多く手がける early phase development CRO である。

特長的な検査技術として，心機能の安全性検査（TQT，ECG，telemetry）や

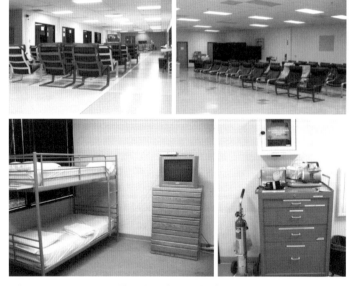

写真 1. WCCT Global 社の施設内の写真（WCCT Global 社より提供）
検査，採血の待合室（上左，右），宿泊設備（下左），緊急処置箱（下右）

脳脊髄液の採取が可能である。また、特殊な患者集団として小児、高齢者、閉経後の女性の治験も可能である。

　日本人従業員は約10%で、各セクションに配置されているので、日本企業がコミュニケーショントラブルに遭うことは少ない。米国臨床経験のない日本企業が日本語で意思疎通できるのは、このCROのメリットである。

　当該CROの施設内の写真を示した（**写真1**）。宿泊設備を完備し、テレビ、DVDが観賞できる。日本人ボランティアのために日本の雑誌、漫画も用意され、日本食も出てくるので、長期の米国暮らしの人には非常にありがたい。

1-5. Innovativeなプロトコールを提唱

　WCCT Global社は、phase 1から日本人を積極的に治験に参加させることができるinnovativeなプロトコールを提唱している。

1-5-1. Phase 1 ethnic model

　毒性のリスクが高い薬剤の場合に、企業側の要望と日本人ボランティアの希望から、まず白人での安全性を担保してから日本人に移行するモデルphase 1 ethnic model（**図3**）を提案している。もし、白人グループで安全性に問題あれば、日本人への投薬を中止でき、未然に副作用を回避できるので日本人の治験参加を促進する良いモデルといえる。

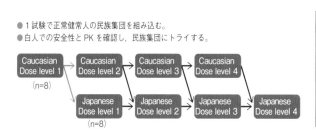

図3. Phase 1 ethnic model

1-5-2. Phase 1/2 hybrid model

　初期臨床で薬剤の有効性を確認したい場合、健常人で低用量から2用量の安全性を確認後に、第1用量で患者への有効性を確認する斬新なモデル・phase 1/2 hybrid model（**図4**）が実施可能である。1つのプロトコールで実施できるので、時間とコストの節約になる。資金に余裕がないバイオベンチャー等に好

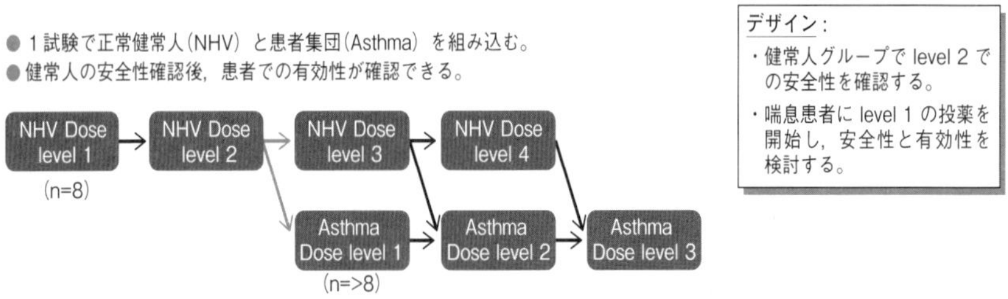

図 4. 健常人と患者の phase 1/2 hybrid model

まれる。

このような治験モデルの適用によって，日本人での安全性と有効性が米国の phase 1/2 から確認することが，グローバル試験において重要であると考える。

1-6. CRC の実情

米国治験を実施する上で，CRC の実情を知ることは重要である。WCCT Global 社の CRC に米国 CRC の実情についてインタビューしたものを以下にまとめる。

(1) 資格

米国で CRC になるために医療資格は必要なく，資格のある人は半数で，大半が看護師である。医療資格を持たない人は大学で医療関係のコースを取り，medical assistant として医療施設に就職し，2 年間の OJT の経験後 CRC になる。ACRP（Association of Clinical Research Professionals）で試験にパスし，CCRC®（Certified CRC）や CCRA®（Certified CRA）の資格を取ると，数千ドルの資格手当てがつく施設も多い。

(注：ACRP は，治験の investigators や製薬企業の医師からなる APPI〔Academy of Pharmaceutical Physicians and Investigators〕と，医療機関で働く CRC，CRA からなる ACRP〔Academy of Clinical Research professionals〕の団体が合体した組織である。ACRP の認定資格である CCRC® と CCRA® は，米国認証機関による唯一の資格である。)

(2) 教育，トレーニング

CRC は資格継続のため CCRT（Core Clinical Research Training：治験実施に関わる規制，IRB，治験薬の保管等の学習）を年 20 時間受講する必要がある。

実地の教育トレーニングプランは次の 3 つがある。

1 つめは所属施設での定期勉強会で，GCP，SOP，インフォームドコンセント，患者の人権等の勉強をして，ケーススタディによるディスカッションを行う。

2 つめは FDA により義務づけられている治験スポンサーによるトレーニン

グである。治験の手順に従った現場でのリハーサルが行われるので，実際的で良い OJT である。また，スポンサーからの investigator's brochure の内容説明もある。

3 つめは investigator を一堂に集めて行う説明会「kick off meeting」がリゾート地等で開催され，investigator とともに各施設 CRC 1 人が参加する。ここでは，他施設と意見交換もできて非常に有意義な機会となる。

(3) 仕事へのモチベーション

約半数の CRC が医療関係の仕事に関わり広い知識を得たいというモチベーションを持ち，残りは生活のために働いている。

CRO の CRC は治験がスムーズに終了した場合，約 1 万ドルのボーナスが支払われることもある。しかし，就業時間が不規則（プロトコールにより早朝出勤・深夜勤務が課せられる），多忙，責任が重い，人間関係などのストレスも感じている。

(4) キャリアラダー，キャリアパス

WCCT Global 社の CRC 部門の組織は，director が全体を統括し，その下層に試験の実施部門をマネジメントする clinical trial manager と，試験を実施する上で施設管理や人，物を調達する clinical support manager がいる（図 5）。

Clinical trial manager の下層にキャリアや能力により階級を分けられた senior CRC，lead CRC，CRC の 9 人がいる。これら CRC が 2 人ずつ 5 チームに編成され治験を実施する。その下層にある assistant CRC，CRC 資格を持たない技術職の CRT（CR Technician），研究補助をする RA（Research Assistant）も 2 人

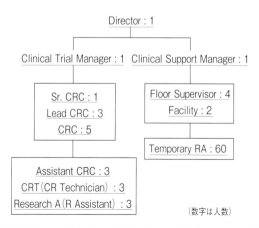

図 5．WCCT Global 社のキャリアラダー（WCCT Global 社より提供）

ずつ各チームに属し，1プロトコールを4人で治験を進めていく。

　別途，仕事の繁忙期にはパートタイマーのRAを雇用し，約60人がリストされている。

　米国CRCのキャリアパスは，CRCとして上級管理職を目指す社内キャリアラダー派と製薬企業の臨床試験実施部門（企画，CRA，QA等）への転職派の2つがある。

　CRCの半数が男性で約5年後に転職を希望し，半数の女性は家庭の事情等でCRCとして長期勤続を望んでいる。

1-7．治験参加のための日本人の定義

　外国に住む日本人を治験に組み入れるための要件には，いくつかの考えがある。かつては，外国に在住する日本人の定義は，「1st generation, less than 5 years outside of Japan, no significant change in life style since leaving Japan」とされていた。すなわち，日本人の両親，祖父母を持ち，日本で生まれ育ち，現在外国で生活して5年以下の者である。最近では，外国で生活をする日本人の両親から生まれた者（2nd generation）や，日本人の祖父母，両親が外国で生活をし，外国で生まれた者（3rd generation）も日本人との拡大解釈もされている。

　1st generationを証明するためにボランティア，患者に書面での本人確認をするが，プロトコールによりパスポートと入国日を示すスタンプのコピーが必要な場合もある。3rd generationまでの拡大解釈が可能なプロトコールの場合には，父母の国籍，さらに祖父母の国籍を記載する家系図の提出が求められる（図6）。

　日本人の生活習慣に変わりがないかを確認するために，「日本食へのアクセスはあるか，日本のメディアにアクセスするか，生活環境の大きな違いはないか等」の質問票を要求するプロトコールもある（図7）。

　ちなみに，米国国勢調査（2010）によればカリフォルニア州に住む日本人は約27万3千人で，ハワイ州の18万6千人よりも多く，ロスアンゼルスには約10万2千人住んでいる。カリフォルニア州に住む中国人，韓国人はさらに多く，それぞれ約50万人，約60万人である。

米国治験の実際（Phase 1 – 3, NDA approval）

図6. 日本人であることの証明書（WCCT Global 社より提供）

図7. 日本人の生活習慣に関する質問票（WCCT Global 社より提供）

第Ⅱ章

2. 治験具体事例：
米国での抗緑内障点眼薬の臨床開発と米国承認取得

2-1．抗緑内障点眼薬の開発の歴史

　緑内障は，病態によって手術が行われることもあるが，一般には眼圧下降作用を期待して各種の点眼液が使用されることが多い。抗緑内障点眼薬の1日の点眼回数はさまざまで（**表1**），多くは併用で用いられ，患者のコンプライアンスからは1日の点眼回数が少ないほうが望ましい。

　ここで紹介するTimolol maleate（マレイン酸チモロール）は，独Merck社により合成されたβ遮断薬であり，1970年代に薬理学的特徴が明らかにされた。その後Timololは，瞳孔径に影響を及ぼさず（先行品のpilocarpine，epinephrineが縮瞳，散瞳を起こす）に眼圧下降作用を有し，眼刺激も認められないことから，日本では1981年にTimoptol®点眼液が承認され，世界各国で現在も広く使用されている古典的な薬剤である。

　しかしながら，Timoptol®点眼液は1日2回点眼で，自覚症状のない緑内障患者のコンプライアンスは悪く，1日1回点眼製剤が強く望まれていた。

　そこで，眼表面でイオン化によりゲル化するgellan gumを加え，1日1回点眼での眼圧コントロールを可能としたTimoptol®XE点眼液が，米国では1994年，

表1．抗緑内障点眼薬の用法用量

分類	一般名	主な商品名	1日回数
β遮断薬	カルテオール塩酸塩	ミケラン	2
		ミケランLA	1
	チモロールマレイン酸塩	チモプトール，リズモン	2
		チモプトールEX，リズモンTG	1
	塩酸ベタキソロール	ベトプティック	2
α遮断薬	塩酸ブナゾシン	デタントール	2
	塩酸レボブノロール	ミロル	1
	ニプラジロール	ハイパジール，ニプラノール	2
炭酸脱水素酵素阻害薬	ブリンゾラミド	エイゾプト	2
	塩酸ドルゾラミド	トルソプト	3
プロスタグランジン系薬	ラタノプロスト	キサラタン	1
	イソプロピルウノプロストン	レスキュラ	2
交感神経刺激薬	塩酸ジピベフリン	ピバレフリン	1〜2
副交感神経刺激薬	塩酸ピロカルピン	サンピロ	3〜5

日本では 1999 年に発売された。

別の試みとして，眼表面温度でゲル化するメチルセルロースの熱応答ゲル技術により 1 日 1 回点眼製剤を可能とした Rysmon®TG 点眼液が，1999 年より日本で発売された。

これらゲル化を特徴とする持続性製剤はさし心地が悪く，霧視等の不具合が報告されている。また他剤と併用する場合には，点眼間隔（10 分以上）や点眼順序（本剤が最後）が水性点眼液に比べて制限される不都合も指摘されている。

2-2. ユニークな点眼液の誕生

以上の点を改良すべく 1997 年から，千寿製薬では粘性を持たない Timolol maleate の 1 日 1 回点眼製剤の開発を開始した。

2-2-1. イオンペア理論の応用

角膜の外層にあたる上皮が脂溶性の性質を持つことから，水性の点眼液にとっては水と油の関係で移行しにくく，薬物の眼内移行にとっては最大のバリアーである。眼局所の bioavailability を改善できれば，点眼液の点眼回数を減らせ，全身性副作用も軽減することが可能である。

Timolol は塩基性化合物で中性付近では正電荷を持ち，負電荷を持つ Sorbic acid と配合してイオンペアを形成させた結果（図 8），Timolol の 2 倍量の Sorbic acid 添加で Timolol の脂溶性は 10 倍向上した。脂溶性が向上したことにより，角膜上皮への Timolol の分配が良くなり，ヒト眼内への薬物濃度が上昇することが予測された。

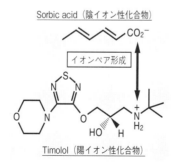

図 8. Timolol と Sorbic acid のイオンペア形成

2-2-2. In vivo 試験での証明

Timolol の bioavailability 上昇を証明するために，家兎に点眼後の前房水濃度の経時変化を調べた（図9）。Timolol ＋ Sorbic acid 点眼群（■）は Timolol 点眼群（▲）と比較して有意に房水内 Timolol 濃度が高くなった。また，1日1回点眼型 Timoptol®XE 点眼液（●）とほぼ同等の bioavailability を示した[1]。したがって，Timolol ＋ Sorbic acid 点眼液は1日1回投与による眼圧下降効果が期待された。

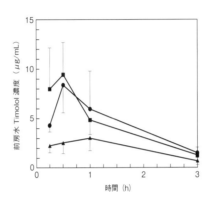

図9. Timolol 点眼群（▲）, Timolol ＋ Sorbic acid 点眼群（■），Timoptol® XE 点眼（●）による前房水濃度の推移[1]

移行量が増加した作用機序を次のように考えた[2]（図10）。Timolol ＋ Sorbic acid はイオンペアを形成することにより脂溶性が増大し，同じ脂溶性の性質を持つ角膜上皮に多く分配する。その後，角膜を通過して両成分とも前房水に移行して解離し，Timolol として薬理効果を発揮する。

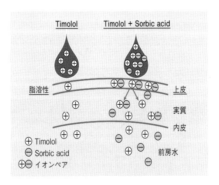

図10. Timolol ＋ Sorbic acid 点眼液の角膜透過メカニズム[2]

これで，Timolol ＋ Sorbic acid イオンペア処方 1 日 1 回点眼液の具体的な製品化への一歩が踏み出され，開発名を Timolol LA（Long Acting）とした。

実はこのイオンペア形成法は，NSAID 点眼液と散瞳剤併用で同じ現象を見出した筆者の学位論文のテーマでもあり，興味深くかつ開発に対する思い入れも強かった[3]。

2-3. 開発の是非論

1998 年当時の米国緑内障市場は約 1000 億円であった。1996 年に許可になった Prostaglandin 製剤，Xalatan® 点眼液（Pfizer 社，一般名：Latanoprost）がその半分を占め，売り上げが年々上昇していた。β 遮断薬は第一選択薬と指定されながら Xalatan® 点眼液の勢いに押され，売り上げは約 200 億円に落ち込んでいた。2001 年頃に Prostaglandin 関連薬，Bimatoprost（Allergan 社），Travoprost（Alcon 社）が承認されることも予想され，ますます β 遮断薬の市場は縮小するとの見方が強かった。

社内で「Timolol LA を本格開発するか否か」の議論が始まった。「Timolol 点眼液が発売されて 20 年経っている。いまさら 1 日 1 回点眼製剤を出してもインパクトは大きくない。開発費すら回収できないのではないか。投資するなら新薬で，blockbuster を狙うべきである」との意見が大勢を占めた。

とはいえ，「新薬で blockbuster を狙うためには，長期の開発期間と巨額の投資が必要であり開発リスクがある。Timolol LA は，すでに現実化できる seed であり，開発費用も抑えられる可能性がある」の声もあり，前提条件として「FDA とミーティングをして，最低限の前臨床，臨床試験のプランが受け入れられれば，本格的な開発を進める」が結論となった。

2-4. Pre-IND meeting

Timolol LA 点眼液で Timolol の移行性が向上したデータと 7 日間の眼毒性試験データで，1999 年 6 月に FDA と pre-IND meeting を実施した。このミーティングの目的は，「Timolol が点眼液として使用されて約 20 年経ち，ヒトでの有効性と安全性はすでに確立されているので，最低限の前臨床試験と臨床試験で申請可能」との確約を取ることであった。

われわれの下記に示す開発プラン，質問を FDA に示し，ディスカッションをした。

薬理：Timolol の β 受容体結合への Sorbic acid の影響，Sorbic acid の Timolol 角膜透過性亢進のメカニズム解明の試験で十分か。
動態：Sorbic acid の至適濃度と最適な点眼液処方を示せばよいか。
毒性：家兎 28 日間反復投与眼毒性試験，サル 26 週間反復投与眼毒性試験で十分か。
臨床：NDA 申請に 1 濃度での phase 1 試験，1 つの Phase 3 試験でよいか。

　FDA は，Timolol 点眼液の 20 年間の製品実績を前提として本プランを承認し，試験実施にあたっての細かなアドバイスをしてくれた。Phase 3 は一般的には 2 pivotal studies が必須と考えられているので，1 つの phase 3 試験で申請ができることと，phase 2 がスキップできたことの結論は開発を推進する上で「low cost, low risk」で大きな意味を持った。社内での判断も，当然開発 Go となった。

2-5．Phase 1

　この試験の目的は，汎用薬である Timolol maleate 点眼液（TIM）に対して Timolol LA 点眼液（TLA）の安全性を確認することであり，12 人の健康成人を対象とするクロスオーバー試験を実施した。TLA と TIM は午前 8 時と午後 8 時の 1 日 2 回，7 日間連続点眼した。

　眼科的検査，心機能への影響および血中濃度に両群に差はなく，TLA の安全性が確認された[4]。

2-6．End of phase 2 meeting

　2000 年 10 月に phase 2 終了後／phase 3 開始前の end of phase 2 meeting を行った。質問の概略は以下の通りである。
臨床：Phase 3 試験の対照薬，患者数，エンドポイントの評価方法，interim analysis の妥当性，小児試験の免除 or phase 4 での実施の可能性について。
CMC：NDA 申請用の原体の batch 数，製品 volume の違いによる試験内容，加速試験／長期安定性試験の期間。
Regulatory：CMC データの提出時期，申請許可後 3 年間の独占販売権が与えられるか，小児試験をすればさらに独占販売権が延長できるか，505(b)(2) で申請可能か，Timolol LA の製品名は可能か。

2-7. Phase 3
2-7-1. Kick off meeting

2000年10月,kick off meetingを北大西洋にあるイギリス領Bermudaで行った(写真2)。金融と観光産業に支えられ,2005年には1人当たりのGDPが7万6000ドルで世界最高を記録し,tax heavenとして知られている。例によってアメリカ人の好きな観光地である。

Investigatorは緑内障の試験によく慣れているので,今回は2日間の会議にした。参加者は45人であった。会議では,本剤の基礎試験のデータの紹介,臨床的な価値を米国のmedical consultantがコメントし,プロトコールの説明をCROが担当した。念入りに議論したのは,副作用症例の取り扱いであった。

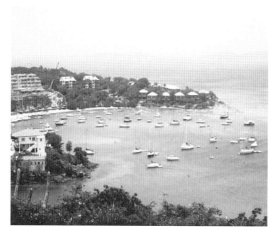

写真2. Bermudaの港

2-7-2. Phase 3

Phase 3の有効性評価のパートは,2000年12月に開始し,2001年8月に終了した[5]。TLA群のTLAは午前8時に,placeboは午後8時に点眼した。TIM群のTIMは午前8時と午後8時に点眼した。Primary endpointは眼圧下降度で,安全性評価としては眼科検査,心機能パラメーターを測定した(表2)。

3ヵ月投与の有効性評価の結果,眼圧下降度は両群ともに同じで差はなかった。したがって,1日1回点眼のTLAが,1日2回点眼の汎用薬TIMと同等であることが証明された。

引き続いて12ヵ月の安全性試験に移行し,点眼時の刺激があること以外問題となる有害事象はなかった。

第Ⅱ章

表2. Phase 3 study の結果[5]

	TLA	TIM
エントリー	166（F：102）	166（F：101）
完了	154	155
薬剤投与	Active（8am） Placebo（8pm）	Active（8am） Active（8pm）
来院	D0, 1, W1, 2, 6, 12, M6, 9, 12	
眼圧（mmHg）	25.1 → 18.1	25.1 → 18.2
刺激感	41.6%	22.9%
施設，期間	21 施設，2000/12/14 〜 2001/8/13	

2-8. Pre-NDA meeting

2002年5月にNDA申請前のミーティングを行った。質問の概略は以下の通りである。

臨 床：現在実施中の12ヵ月の安全性試験の4ヵ月までのデータで申請可能か，臨床データをレビューするために既公表論文を添付可能か。

CMC：10mLのボトルに5mLの点眼液を充填して良いか。

Regulatory：505(b)(2)で申請可能か，Timolol LAの製品名についてコメントを，priority reviewの対象か，user fee（申請料）は不要か。

NDA申請データをまとめて2002年9月にFDAに提出した。NDAの審査中，Timolol LA点眼液の導入を希望する会社が現れ，良いタイミングで契約できた。開発担当者が「いい汗をかいた」と実感するときである。FDAからの照

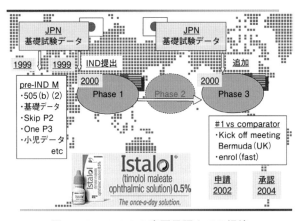

図11. Timolo LA の米国承認までの経緯

会事項は，両者の合意の下で回答したので時間もかかり，結局，approval date は 2004 年 6 月となった。

以上の開発の経緯を図 11 にまとめた。phase 1 開始から 4 年 7 ヵ月で承認を取得できた。

3. まとめ

米国での治験を日本からコントロールするには多くの労力，エネルギーが必要である。まずは，自分がやりやすい米国治験の環境を自らが作り出すことが必要ではないだろうか。そのために委託する CRO の選択には基準を明確にして，じっくりと時間をかけたい。

納得して選択した CRO とは，「open mind」で付き合いをし，米国人の慣習や考え方も「welcome」して，言いたいことを遠慮せずに言う「positive」な気持ちを持てば，おのずと道は切り開かれていくものである。これから米国臨床を始める方が，米国の慣習，スタイルに慣れ，治験を楽しまれることを期待する。

■参考文献

1) M Higashiyama, K Inada, A Ohtori, K Tojo : Improvement of the ocular bioavailability of timolol by sorbic acid. Int J Pharm 272 : 91-98，2004
2) 東山昌代，大鳥聡：イオンペア形成を利用した持続性 β 遮断点眼液．Drug Delivery System 22：162-166，2007
3) T. Ogawa, K. Ohara, H. Shimizu : Effects of pretreatment with mydriatics on intraocular penetration of 0.1% pranoprofen. Jpn J Ophthalmol 37 : 47-55，1993
4) TK Mundorf, T Ogawa, N Inui, H Naka, GD Novack, RS Crockett : Timolol LA : a double-masked, active-controlled, randomized, crossover, comfort, ocular safety, and systemic bioavailability study in healthy volunteers. Curr Med Res Opin 21 : 369-374, 2005
5) TK Mundorf, T Ogawa, H Naka, GD Novack, RS Crockett ; US Istalol Study Group: A 12-month, multicenter, randomized, double-masked, parallel-group comparison of timolol-LA once daily and timolol maleate ophthalmic solution twice daily in the treatment of adults with glaucoma or ocular hypertension. Clin Ther 26 : 541-551，2004

●コラム ～ アメリカ歳時記（2）～

【4月】

April Fool's Day（4月1日）

　毎年4月1日には嘘をついてもよい，という風習。ただし人をからかうような，害のない嘘に限られる。

Good Friday

　イエス・キリストが十字架にかかり，受難と死を記念する日で，イースター（復活祭）前の金曜日がこの日に当たる。

イースター

　キリストが十字架に架けられてから3日後に復活したとされるキリスト復活を記念する日。色を付けた卵やチョコレートで作った卵を隠し，子どもたちが探し当てるエッグ・ハントなど，卵がイースターのシンボルの一つになっている。

【5月】

Cinco De Mayo（5月5日）

　1862年に起きたプエブロ戦の勝利を祝うメキシカン・コミュニティのお祭り。

Mother's Day（5月第2日曜日）

　ペンシルバニア州に住むアンナという少女が，亡くなった母親の命日にはいつも母親が好きだったカーネーションを捧げて偲んでいたことから，母の日が世界へと広がっていった。日頃の母の苦労を労り，母への感謝を表す日。

　白いカーネーションは，甘く良い香りで母親を懐かしむための花，赤いカーネーションは血の赤・心・生命と愛情を示す花と考えられている。

Ascension Day：キリストの昇天「昇天祭」

　キリスト教の教義で，復活したイエス・キリストが天にあげられたことを記念するキリスト教の祝日。キリストの昇天の祝日はキリスト教の典礼暦の中で最も大きな祝いの一つ。昇天祭の日は復活祭から数えて6回目の日曜日後の木曜日（約40日後）。

Memorial Day（5月最終月曜日）

　米国のために戦死した軍人を追悼するための記念日。1866年に薬剤師が軍人に花を飾って敬意を払うことを提案して，20年後に祝日となった。家族が集まって，ピクニック・バーベキューをして楽しみ，夏の始まりの日といわれている。

【6月】

Flag Day（6月14日）

　アメリカの国旗である星条旗の誕生を記念する日。50の星と13本のストライプ（白が6，赤が7）の星条旗は1960年ハワイがアメリカの州になった日から使用されている。星の数は現在の州の数，13のストライプは独立時の州の数を表す。

Father's Day（6月第3日曜）

　ワシントン州のJ.Bドット夫人の父は南北戦争に従軍し，戦争の後は男手一つで6人の子供たちを育て上げた。父親を称えるための特別な日を作りたいと思い，父が6月生まれだったことから1910年6月19日に最初の父の日が祝われた。その際，白いバラを供えたことから，父の日にはバラを贈るとされる。

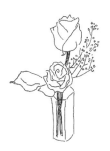

III 承認後の発売準備と Life Cycle Management まで

　第II章では，世界市場での汎用薬である抗緑内障点眼薬のβ遮断薬 Timolol LA の開発ストーリーを紹介した。どの企業でも発売準備は申請中から行うが，米国企業では製品発売のため，どのようなこと（what）をどのように（how）行い，さらにどうやって販売戦略を構築していくのかを時系列で紹介したい。特に導出先の IS 社は，当時社員が 40 人で，セールス部門は 1 人という製品を持たない startup company だったので，米国で新しい事業を起業される方には興味深いのではないだろうか。

1. 米国での抗緑内障薬点眼薬の発売準備と販売戦略

1-1．NDA 提出から発売までの準備プロセス

　筆者が Timolol LA の販売導出先の IS 社（California 州）に一定期間駐在し，開発者として基礎・臨床の情報提供をした。そのおかげでわれわれが将来，米国で製品を販売するときにはどのようにすれば良いのかのプロセスを実地で経験できた。IS 社は，Timolol LA を Istalol® とネーミングし，商標登録した。

　NDA approval を 2004 年 3 月に想定し，販売準備はその 1 年前から開始するのが一般的らしい。販売までの timeline（意味は工程表，task がいつ，どれくらいの期間で行われるかを示すもので，人の行動を示す schedule とは異なる）を表1に示した。

　この timeline の項目を次に詳細に説明する。

表1. 発売までの timeline

'03.3	4	5	6	7	8	9
製品プロファイル案作成	マーケットリサーチの準備	製品プロファイル完成	製品ロゴの決定 処方せん調査会社決定 流通販売会社決定		販促材料の作成	
10	11	12	'04.1	2	3	4
Pre-launch（発売前）準備					Launch（発売後）の活動	
Managed Care（管理型保険）対応	学会発表スケジュール	製品の配送準備	販売員教育		医師へのアプローチ	ブランド戦略

1-2. 製品プロファイル案作成

　最初に取りかかったのが，眼科製品の宣伝広告の専門会社である1 Health社と協力し，現状ある基礎データ，臨床データを基にしてSWOT分析を行い，Istalol®の強み・弱みを以下のように明確にした。

Strengths：1日1回点眼，ユニークな処方，Timolol製剤は汎用薬である，粘性による霧視がない。

Weaknesses：IS社 & Istalol®の知名度が低い，Istalol®には38～42％の眼刺激がある，競合のジェネリック薬が市場に多い。

Opportunities：β遮断薬の処方量は多い，β遮断薬はProstaglandin関連（PGs）薬の併用療法として確立されている，現在サンプルを配るなどして営業活動をしているのはBetimol®だけである。

Threats：β遮断薬とPGs薬との配合剤承認後の対策が必要。

　上記の製品プロファイルを基に，Istalol®のブランドイメージを20以上のメッセージとして表現した。その中のTop 3は常に営業トークの柱となった。

#1 Istalol® means "new generation β-blocker", which is "unique".
#2 Istalol® means "immediate/sustained IOP control", which is "strong".
#3 Istalol® means "once-a-day solution", which is "simple".

1-3. マーケットリサーチの準備

　次に行ったのが，ここ5年間の市場動向，他社製品の処方せん数の変化等の情報調査で，販売戦略を立てる上で非常に重要であった。まずはリサーチ会社

よりこれらのデータを購入し，われわれでデータ解析をした。いくつかの調査会社の候補を選定し，2ヵ月後にミーティングをすることにした。

1-4. 製品プロファイル完成
1-4-1. ドクターインタビュー
　自分たちで作成した製品プロファイル案に医師のイメージを盛り込むため，1 Health社が処方せん量の多い緑内障専門医15人に，処方コンセプト，ブランドイメージとして何を強調すべきか，販促の行い方等の意見を聞いた。1人当たり約20分間のインタビューで謝礼として250ドルを支払った。新製品に対して前向きで興味深い意見が多く，以下にその要約を示す。
- β遮断薬を処方するのに最も考慮すべきことは，効果，コンプライアンス，コストである。
- Timoptol®XE（粘性点眼液）は1日1回点眼であるため，コンプライアンスが良く，初診の患者に対してよく処方される。コンプライアンス重視でいけば水性点眼液のIstalol®のほうが有利である。Betimol®（水性点眼液）はより低価格なので，この価格対策が必要だ。
- 1日2回点眼のTimolol製剤のユーザーはIstalol®が1回点眼でより効果が強いことを示せばスイッチするであろう。
- Istalol®販売の最も重要なメッセージは，「24時間十分に眼圧を低下させる」である。
- さらに説得力のあるメッセージは，「Istalol®は眼圧が25mmHgの患者の初期治療として好ましい。なぜなら，1日1回点眼で即効的にまた持続的に眼圧を24～28%低下させ，PGs薬よりも安い」である。
- 「ジェネリック薬ではない」も売り文句になる。

　以上の調査結果を先の案に追加して，医師へのメッセージとなる製品プロファイルの最終版を仕上げた。

1-4-2. 既存抗緑内障薬の臨床データと市場データシート
　競合品と比較することは販売の必須なので，各種資料を参考にし，抗緑内障薬の臨床データ[1]と市場データシート（**表2**）を販売責任者と共に作成した。これに種々の情報を追加してバージョンアップを重ね，販売前には販売戦略の材料として，販売後は販売員の営業支援（sales aids）の良い材料となった。

表2. 既存抗緑内障薬の臨床データ[1]と市場データシート

プロスタグランジン関連薬						
薬剤	点眼回数	眼圧下降率	評価	弱点	'02売上（億円）	単価（円）
Xalatan	QD	24〜33%	Gold Standard（標準薬）	虹彩色素沈着 non-responder：25%	360	5200
Lumigan	QD	24〜33%	目標眼圧達成患者が多い	結膜充血：30%	98	7300
Travatan	QD	24〜35%	黒人に対して有効	Positioningが浸透していない	50	4900

α遮断薬						
薬剤	点眼回数	眼圧下降率	評価	弱点	'02売上（億円）	単価（円）
Alphagan P	TID/BID	20〜25%	循環への作用弱い，神経保護作用あり	アレルギー発症の懸念，下降作用弱い	182	6000

β遮断薬						
薬剤	点眼回数	眼圧下降率	評価	弱点	'02売上（億円）	単価（円）
Timolol	BID	25%	処方経験多い	循環への作用懸念	80	3300
Timolol XE & G	QD	25%	処方経験多い	循環への作用懸念 霧視：30%	70	3300

Timolol + dorzolamide：炭酸脱水酵素阻害薬						
薬剤	点眼回数	眼圧下降率	評価	弱点	'02売上（億円）	単価（円）
Cosopt	BID	20〜30%	配合剤	第1選択薬でない	170	7100

Note：QD（quaque die，1日1回），BID（bis in die，1日2回），TID（ter in die，1日3回）

1-4-3. 併用点眼戦略の構築

別の調査から，Istalol®に有利な結果が出てきた。米国では，第1選択薬（first line）はPGs薬なので，他の薬剤はPGs薬との併用点眼の戦略を立てざるを得なかった。処方例を調査すると，PGs薬との併用で一番多いのはβ遮断薬であった（表3）。PGs薬の用法は就寝前の点眼で，同じ時間帯に点眼するためには点眼液のinteractionや希釈を避けるため，5分間の点眼間隔をあける必要があり結構面倒である。その点，1日1回点眼のIstalol®は朝の点眼なので使いやすい。

表3. 各種PGs薬と他剤との併用率

薬剤	Xalatan	Lumigan	Travatan
β遮断薬	53%	50%	56%
Alphagan P	37%	12%	40%
Cosopt	3%	3%	3%

この点を強調するため,「Istalol® 単独点眼の眼圧下降作用は Alphagan®P よりも強く,より強い眼圧下降作用を得るためには,朝に Istalol® を点眼し,夜に PGs 薬の点眼が好ましい」とのパンフレットを作った。

1-5. 製品ロゴの決定

医師の意見も盛り込んだ製品プロファイルができたので,次は一見して製品イメージがつかめるロゴ（意匠文字）の作成に取りかかった。約 30 の案の中から,製品名「Istalol」の「O」を左半円を日中,右半円を夜間のイメージにし,1日1回点眼であることを強調したロゴを採用した。外箱は医師・薬剤師はすぐに捨ててしまい,そのデザイン・印象は医師・患者の記憶には残らないので,外箱のデザインにはこだわらなかった。

1-6. 処方せん調査会社決定

次に,製品戦略に欠かせない処方せんデータの集積・解析をしている世界的に有名な I 社と中堅 H 社を候補に挙げ,I 社とミーティングした。

Los Angeles, New York そして London からも総勢 10 人が来社し,最初に大会社のすごさを見せつけるアメリカンスタイルの売り込みであった。「US Wall Street Journal」にリストされている会社の 90% が何がしかのデータを I 社に依頼し,FDA からもデータ提供依頼があるほど信頼性が高いことを強調していた。

Sales management service（販売戦略分析）と marketing service（市場分析）に関して議論をした。

1-6-1. Sales management service

I 社は Xponent® というデータシステムを持っている。Prescribe level（医師ごとの処方量）でも territory level（販売員の個人成績）でも1週間単位でデータ化できる。これは,卸売業者の配送の zip code からでもデータ化が可能である。米国には 14 万 5000 人の医師がいて,その 70% の医師のデータの入手が可能で,その医師の処方量の 98% をデータ化できるから素晴らしい。当然,各販売員の担当医師ごとのデータも出てくる。

NRx（診察時の処方せん）と TRx（診察を受けずに処方してもらう本数と NRx を足したもの）を別々にデータ化することができる。販売がうまくいっている指標として NRx／TRx 比が用いられ,抗緑内障薬では NRx の1に対

して TRx の 4(4 回に 1 回診察を受ける)が望ましい．緑内障は慢性疾患なので，TRx が 3 以下であれば他の製品に切り替えられた可能性があると判断する．

また，各販売員の端末コンピュータから，前述したデータが読み込め，そのデータを基に販売員の教育を行うことができる．

1-6-2. Marketing service

医師にインタビューして off label（適応外）での処方がどの程度で，どのような疾患に使われているかが調査できる．また，自社製品が単独使用か，他の製品と併用使用されているかもわかる．これは Istalol® の場合，販売戦略を立てるのに重要である．

これらのサービスをどのように活用するかを，IS 社営業責任者とディスカッションをした．たとえば Drs. A，B，C の Istalol® とその他の β 遮断薬の 1 週間ごとの処方量が表4の場合，彼は次のような対応を取ると説明した．

表4. Drs. A, B, C の Istalol® とその他の β 遮断薬の 1 週間ごとの処方量の case study

	他の β 遮断薬				Istalol®				訪問回数
Date	5/3	5/10	5/17	5/23	5/3	5/10	5/17	5/23	
Dr. A	15	18	20	17	0	0	10	12	3
Dr. B	15	20	25	30	0	0	0	0	3
Dr. C	15	20	17	25	10	2	0	0	1

- Dr. A は，徐々に Istalol® の処方量が増えているので問題ない．販売員も定期的に訪問している．この販売員がどのようにセールスしているのかインタビューして，他の販売員と情報を共有する．
- Dr. B は，販売員が定期的に訪問しているにもかかわらず，全く Istalol® が処方されていないので，販売員に事情は聞くがこの医師は販売対象から外す．
- Dr. C は，Istalol® の処方量が減少してきている．販売員の訪問回数も少ないので，問題が製品なのか販売員自身にあるのかを徹底的に明らかにする．

以上のように，週ごとのデータを入手することにより，医師の処方の詳細が分かり，さらに販売員の行動，能力もわかり，次にどのような手を打てばよいかがわかる．

H 社の説明も受けたが，I 社の上記 2 つの情報システムは魅力的で，最終的に I 社のシステムを導入することにした．

1-7. 流通販売会社決定

Istalol® の治験薬は B 社で製造し，NDA（新薬承認申請）でもそのデータを使っているので，製品の製造も B 社に依頼することは決定済みであった。製造後の製品保管と配送業務を依頼する会社は，B 社で製造される眼科製品の取り扱いが多く，トラブルがなく信頼性の高い C 社に決定した。C 社は，薬局からの製品オーダーにより全米の卸売業者に製品を配送し，卸売業者が薬局に届ける。C 社はオーダーの 1 ヵ月後に，その額の 2% の手数料を取る。複数の日本企業もこの C 社を使っている。

1-8. 販促材料の作成

販売促進の材料となる phase 1 と phase 3 の臨床結果を筆者も共著者として論文化した[2),3)]。医師への説明用の monograph（製品パンフレット）も緑内障専門家の監修により作成した。Monograph には，Istalol® 点眼により既存の Timolol 製剤より眼圧下降の作用部位である前房水に 3 倍以上の Timolol が移行し，効果が強いことを強調し，点眼後の血中 Timolol 濃度は既存の Timolol 製剤より Istalol® のほうが 1/4 少なく，安全であることを示した。

1-9. Pre-launch（発売前）準備

発売前の時期に行わなければならないことは，managed care（管理型保険）対応，sales training（販売員教育）実施，製品の配送準備，podium（学会発表）の予定である。

1-9-1. Managed care（管理型保険）対応

米国では民間の保険会社 MCO（Managed Care Organization）が医療保険を取り扱い，HMO（Health Maintenance Organization），PPO（Preferred Provider Organization）と POS（Point of Service）が組織的に大きい（第 IX 章「1-2. 民間保険の種類」で詳述）。

発売開始時，これらの保険会社に製品が採用されるか否かが販売の第一関門であり，採用されなければ製品は患者には届かず使用されないことになる。したがって，MCO の考えを事前に知ることは重要で，調査会社を使っていくつかの調査を行った。

調査会社は，上記保険会社に直接インタビューをして「新たな β 遮断薬の市場参入の反応」「患者への reimbursement（払い戻し）がどうなるか」「Istalol®

の価格を，β遮断薬の最大価格：34ドルにしたときの売り上げ予測，反対に最低価格：17ドルにしたときの予測」を調査した．

その結果，どのMCOも水性点眼液で1日1回点眼に好印象を持った．そのため価格は，発売時には2.5 mLを比較的高めの30ドルに設定できた．毎年約12%の価格を上げることができ，現時点では5 mLが約90ドル，2.5 mLが約50ドルである．

1-9-2. Sales training（販売員教育）

米国には，販売員をレンタルしたり，教育をしたりする企業がある．V社は，米国でのレンタル販売員を1800人有し，これらをサポートする地域マネジャーも150人いる．販売体制としては2人から200人までのチーム構成が可能である．サービスの内容は，販売戦略の計画立案，マーケットリサーチ，販売員のリクルート／トレーニング／マネージメント，ダイレクトメールの送付，倉庫からの配送手配である．

V社よりIS社にレンタルされた販売員は，製品内容の把握のために1週間自宅で研修をして，最後にテストを受けた．その後，ホテルでの全体研修（セールスの実地訓練，ロールプレイ）を1週間行った．これらの基礎研修にパスすれば，実地研修としてマネジャーと共に医師と面談し，研鑽を積める．その後も継続的に1時間の電話研修が年に8回，1年間に2回は2泊3日の研修が行われた．

さて，気になるレンタル販売員の経費は次の通りであった．年収が給料5万5000ドル＋ボーナス1万5000ドル，車，コンピュータは貸与で，出張経費，研修費がかかるので，販売員1人当たりの経費は年11万6000ドルであった．これにV社が12%の手数料を取った．マネジャーの年収は給料8万5000ドル＋ボーナス2万8000ドルでやはり高い．これらの収入は基本給で，成績が良いとインセンティブが貰える．多少高いように思われるが，成績の悪い販売員は代替がきくので，全員が平均以上の能力を持つと考えると適正な価格と思った．

1-9-3. Podium（学会発表）

2人の医学専門家に講演を依頼した．競合品のAlphagan®Pはβ遮断薬の持つ全身副作用がないことを長所としているが，これに対抗するため，β遮断薬の全身副作用は全く問題ではないと考えているDr. Jに依頼した．また，Dr. R

はβ遮断薬が好きでAlphagan® Pが嫌いな眼科医であり，Istalol®には好都合であり依頼した。これら2人の専門家を中心に，2004年1月の学会で大々的に宣伝を行った。併せて，学会ブースを設営して，IS社の名前とIstalol®を眼科医に広めた。これはかなり盛況であった。よくいわれることであるが，やはりアメリカ人は新しい物好きである。

1-10．Launch（発売）後の活動
1-10-1．眼科医に対するアプローチ

発売時に22人のレンタル販売員を雇い，Top 4000 scriber（β遮断薬の処方せん量の多い上位4000人の医師）に絞って活動を行った。

製品説明パンフレットは渡すが，面談時にすべて説明することは不可能であるので，Istalol®の3つのメッセージ「① unique, ② strong, ③ simple」を使い分け，ブランドの浸透に力を入れた。緑内障を専門とするTop 400には，科学的に24時間効果が持続することや，他のβ遮断薬との違いを説明するが，緑内障専門ではないであろう下位の医師にはPGs薬よりもコストが安いことを強調した。

発売して半年後に，眼科医を薬の使用状況によって以下の4つのグループに分けて販売活動をした。

Awareness：販売員が医師を訪問して，まだ製品の説明をする段階のグループ。
Trial：まず1回でも処方してくれたグループ。
Adopt：1週間の新患の処方量が徐々に増えているグループ。
Champion：NRxも安定し，TRxも安定したグループ。

それぞれの医師に対するアクションは前述した通りで，adoptのグループの医師をchampionのグループにいかに押し上げるかがキーポイントで苦心した。

1-10-2．Phase 4の実施

NDA申請では必要ではなかったが，マーケット戦略上必要な競合品との比較試験等をphase 4試験として以下の2つのタイプの試験を実施した。

2〜8人の医師に依頼し，30〜60人の患者で実際の臨床試験と同様にwell-controlledで行い，論文を発表した。

100〜150人の医師にそれぞれ10人程度の症例集積を依頼し，患者1人当たり500ドルの謝礼を払った。簡単な症例報告書と質問票（5段階評価：薬の満足度，他剤とのインプレッション比較など）を依頼した。結果，大規模試験（1000症例）となったので学会発表をした。

1-10-3. 情報収集と宣伝活動

30人のキーオピニオンを組織し，2年間1ヵ月に1回程度のミーティングを持ち，今後の戦略の見直し，方向修正などを行った。

1-10-4. ブランド戦略

Istalol® は，ジェネリック品ではなくブランド品である。しかしながら，「オレンジブック」には「AT rating」として記載され，薬剤師が安いジェネリック薬にスイッチできるようになっていて，なかなか売り上げが伸びなかった。そこでIS社はFDAと交渉をして，承認の4ヵ月後に「BT rating」と訂正された。これにより，医師が「Istalol®」と処方すれば，薬剤師はジェネリック薬ではなくIstalol® を患者に渡さないといけなくなり，それから売り上げが伸びた。この販売戦略は大きな意味を持った。

(注：1970年代まで，薬剤師はブランドネームが記載された処方せんを他の製品に換えることはできなかったが，1979年からはジェネリック薬に限り可能となった。薬剤師は，製品がジェネリック薬かブランド薬かを知るためにオレンジブックを参照する。
　ジェネリック薬をブランド薬と生物学的に同等であることが認められたものを「A」，生物学的同等性が証明されていないものを「B」にランク付けしている。「A rating」のジェネリック薬は同種のジェネリック薬に換えられるが，「B rating」に指定されたブランド薬はジェネリック薬とは生物学的に同等ではないので，薬剤師が勝手に換えることはできない。)

2. 承認後からLife Cycle Managementまで

新薬の開発には多大な開発費と10〜15年という長い時間がかかるが，特許法に基づいて通常20年間，先発メーカーは独占的に製造・販売ができるので，投下資本の回収を図れる。しかし，薬価の違いにより回収効率・回収時間が変わってくるため，特許・薬価戦略が重要となる。

一方，特許が切れた医薬品はジェネリック薬として，ブランド薬よりも低価格で販売される。日本ではジェネリック薬の普及率はまだ低いが，欧米では広く使用されており，ジェネリック薬が使用されることにより，ブランド薬企業は利益減を強いられることになる。したがって，ブランド薬企業は販売直後からジェネリック薬対策を講じる必要がある。

世界の大手製薬メーカーは，新薬黄金期といわれる1990年代後半にブロックバスター品（売り上げ10億ドル規模の医薬品）を生み出した。しかし2010年前後に特許切れを迎え，安価なジェネリック薬にシェアを奪われて大幅に売

り上げが落ち込んでいる。製薬メーカーは特許切れ後の継続した製品の延命のために，Life Cycle Management を考えている。

ここでは，新医薬品承認後に考慮すべき事項である薬価設定，特許制度，ジェネリック薬，そして Life Cycle Management について説明したい。

2-1. 製薬産業のバックグラウンド

製薬産業は米国で最も R&D 投資が大きな分野である。製薬産業の従業員 1 人当たりの R&D 投資額は 7 万ドル以上で，全製造業平均の 10 倍近い。たとえば，従業員 1000 人の企業であれば R&D 費用は 70 百万ドルとなり，この規模の企業の年売上高が平均 7 億ドルなので，R&D 費は 10% となる。従業員の年収にほぼ匹敵する多額の投下資本により新薬が開発されているので，早期に回収しようとして薬価が高くなる。

日本のデータを見ても，製薬産業の売上高に占める R&D 費の比率は 11% と製造業の中では最も高く，全製造業平均約 3% の 4 倍近くの水準となっている[4]（図 1）。また，R&D の成果の指標として，特許や技術上のノウハウ等の権利譲渡の輸出額は，製造業の中で 2 番目に多く，製薬産業は R&D に基盤を置いた典型的な知識集約型の産業であることがわかる。

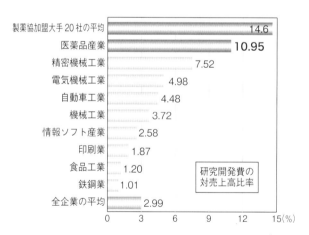

図 1. 業種別売上高に占める R&D 費の比率 [4]

このように日米ともに医薬品開発のため巨額の R&D 費を投じているが，OECD（経済協力開発機構）諸国の中で，ブランド薬の医薬品価格は米国が最も高く，日本は最も安い[5]（図 2）。

たとえば，NSAID 点眼液が日米で販売されているが，米国の Xibrom®

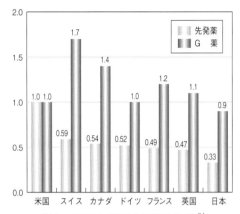

図2. OECD 諸国の医薬品価格[5]
左カラム：ブランド薬，右カラム：ジェネリック薬

ophthalmic solution（ISTA Pharmaceuticals）の価格は200ドルを超え，日本のブロナック®点眼液（千寿製薬）の約25倍の価格で販売されている。このような薬価差の大きい医薬品の事例は枚挙にいとまがない。

一方，ジェネリック薬は米国では先発薬に比べてかなり安くなるので，各国に大きな差はない。

2-1-1．薬価算定方式（表5）

米　　国：薬価は企業が自由に価格設定できる。薬価算定の原価計算方式は，企業が独自に設定した原価（製造原価＋R&D費などの投資部分を含む）に基づき算出され，詳細は企業秘密として明らかにされていない。

　　　　したがって，企業が自らの責任と判断で，有用性を加味した原価を設定してその評価を市場に委ねる方式を取っている。事実，評価の高い薬剤の薬価は年々上がる傾向にある。前述のXibrom® ophthalmic solution は，毎年25％程度の値上げを行い，発売後5年間で2.5倍にもなった。

イギリス：薬価は企業が自由に設定できるが，企業に認められる利益率は21％（全製品の平均）に設定され，R&D費を勘案して政府との間で価格設定が行われる。

ド イ ツ：薬価は企業が自由に価格設定できる。特許が切れジェネリック薬がある場合には，参照価格[注]が設定される。

(注:医療費抑制策の一つとして採用された。医薬品を効能ごとにグループ化して平均し,価格を設定する。医薬品の価格が参照価格を超える場合,患者がその差額を自己負担する)

フランス:薬価は公定価格であるが,革新的な新薬は価格届出制で高額薬価がつき,一部の特許切れ成分には参照価格制が取られている。

日　本:医薬品は自由に価格設定できない。新薬の価格設定は,類似薬効比較方式(新薬の効果と最も類似する医薬品を薬価既収載品より選択し,1日薬価が同額になるように算定)を原則とし,医薬品の新規性(画期的),有用性(医療的)によって,さらに補正加算が行われる。類似薬がない場合には原価計算方式(原価に販売費・管理費・営業利益・流通経費等を合計)により算定される。

　　　日本の薬価は公定価格のために欧米に比べ,開発企業が期待するほどの高薬価はつかない。日本の薬価制度に対して,研究開発型の製薬企業ほど不満が高く,より高価格で販売できる米国などに市場を求め進出するのが現在の傾向である。

表5. 先進国の薬価の算定方式と医療保険制度

国　名		薬価算定	医療保障制度
米　国	自由価格	企業が価格設定 原価計算方式(製造原価+研究開発費)	公的医療保険:65歳以上のMedicare, 低所得者のMedicade
イギリス	自由価格	企業が価格設定 薬から得られる利益率に規制あり	医療費は税が財源 処方せんごとに利用者負担
ドイツ	自由価格	企業が価格設定 特許切れには参照価格制	公的医療保険に皆加入 処方せんごとに利用者負担
フランス	公定価格	革新的新薬の価格届出 特許切れには参照価格制	公的医療保険に皆加入 医療費は償還払い
日　本	公定価格	類似薬価比較方式,原価計算方式 画期性・有用性加算	公的医療保険に皆加入 医療費部分負担

2-1-2. 医療保険制度(表5)

米　国:公的医療保険は,65歳以上の高齢者を給付対象とするメディケアと低所得者を対象とするメディケイドがあり,これら以外の層には公的な医療保険制度がなく,任意で個人または企業を通じて民間の医療保険に加入する。

イギリス:原則的にすべての医療給付は国からの税を財源として提供され,薬

剤費を含めた医療費は総予算制が取られている。なお，処方せんごとに一定額の利用者負担（児童，高齢者除く）がある。
ド イ ツ：社会保険方式による医療保険制度が発達していて，公的医療保険にほとんどが加入している。処方1回ごとの利用者負担がある。
フランス：国民は公的医療保険に加入し，医療費は償還払い方式が取られ，いったん患者が全額を支払い，事後に一部（35％，65％）または全額が支払われる（重度，長期使用ほど償還率高い）。
日　　本：国民皆保険で医療費の一定率の負担がある。

2-2. 薬価決定後の製薬企業の義務

米　　国：承認取得後，日本のような販売義務はない。ただし，FDA は製薬企業に annual product fee と製造のための facility fee を要求し，企業はそれぞれ販売量にかかわらず，1品目ごとに年間 10 万 4060 ドル，55 万 4600 ドル（2015 年）を支払わなければいけない。
日　　本：医薬品の承認取得後，約2ヵ月で薬価収載され，さらに3ヵ月以内に販売しなければいけない保険医療上の義務がある。

2-3. 特許制度

電機や自動車のように1製品に何千と特許が使われる製品とは対照的に，医薬品では基本的には1製品1特許（物質特許）であり，その他の特許により延命を図っている。このため特許出願件数は，世界の大手製薬メーカーでも年間 400 件程度である。

2-3-1. 医薬関連特許のカテゴリー

医薬関連特許には3つのカテゴリーがある（**表6**）。特許として上流にあり最も強いのは『物質特許』で，医薬品に使用する化学物質等としての実施全般に効力が及ぶ。

その下流に属するものは「用途特許」で，化学物質自体は新規でなくても，

表6. 医薬関連特許のカテゴリー

物質特許	医薬品に使用する化学物質の実施全般に効力が及ぶ強い権利
用途特許	化学物質は既知でも，新たな用途を見出した「物の発明」
方法特許	製造方法の発明：製造されるものにも権利が及ぶ
	非製造方法（単純方法）の発明：方法のみに権利

新たな医薬用途を見出したことに基づく「物の発明」である。「製剤特許」もこのカテゴリーに含まれる。これは機械・装置の技術分野とは異なり，効果が予測不可能なため化学物質特有の特許である。

特許としては弱いが「方法特許」のカテゴリーがあり，製造方法の発明（方法と製造される物にも権利）と非製造方法の発明（方法のみに権利）がある。

2-3-2. Hatch-Waxman 法

1984 年に Hatch-Waxman 法が制定された。ジェネリック薬の早期市場参入を目的とする「第I部 ANDA」と，新薬メーカーの特許期間侵食の回復を目的とする「第II部 特許期間延長制度」からなる法律である。起案者の上院議員 Hatch 氏と下院議員 Waxman 氏の名前から Hatch-Waxman 法と呼ばれている。

この法律は，次の2つの問題を解決するために出された。
(1) 新薬の開発・承認に時間がかかり，上市後の特許期間が短い。
(2) ジェネリック薬の承認プロセスが複雑過ぎ，高額の開発費と各種試験が必要。

内容は後述するが，この Hatch-Waxman 法は，ブランド薬企業，ジェネリック薬企業の両者にメリットをもたらし，ジェネリック薬の使用促進に大いに貢献した。

2-3-3. 特許期間の延長制度（第II部）

医薬品に関しては，安全性を確保するための試験の実施や当局の審査により特許権存続期間の侵食があるため，各国に延長登録出願により延長が認められる「特許権延長制度」がある（図3）。この制度はブランド薬企業にメリットをもたらした。

米　国：Hatch-Waxman 法：治験届け日から承認申請日までの半分の期間と承認申請日から製造承認日までの期間の合計で，最長5年間が認められるが，製造承認日から特許満了日までの期間が最長14年と決められている。承認時に1回のみ，かつ1件の特許の延長しか認められない。期間延長の出願は，製造承認後60日以内に行う。

日　本：1987年に特許法が改正された。治験届け日から製造承認日，特許登録日から製造承認日のいずれか短い期間で，最長5年が認められる。複数の特許（物質，用途）について，それぞれ特許権の延長が認められる。期間延長の出願は，製造承認後3ヵ月以内に行う。

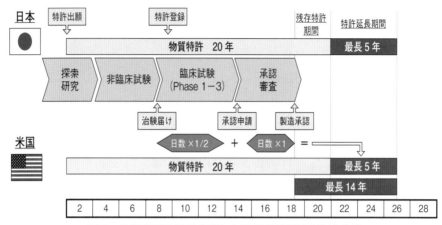

図3. 日米の特許延長制度における延長期間の算出方法

2-3-4. 特許以外の独占を保障する排他権

独占を守る方法は特許だけではない。各国の薬事法により，承認を受けてから再審査までの一定期間は「データ保護期間」として排他権が保障されている。

たとえば新有効成分の場合，日本とEUは8年，米国では5年のデータ保護期間が認められている（**表7**）。オーファンドラッグが日本とEUでは10年に対して米国では7年と日本は米国と比べてより長い保護期間が認められている。

表7. 米国でのブランド薬企業が利用可能な特許権以外の排他権

New chemical entity exclusivity	Significant changes exclusivity	Orphan drug exclusivity	Pediatric exclusivity
全く新規な医薬品	既存医薬品の改良品	希少疾患薬	小児患者
承認日から5年	承認日から3年	承認日から7年	6ヵ月の延長
特許期間とは独立	特許期間とは独立	特許期間とは独立	特許期間を延長

2-4. ジェネリック薬

2-4-1. ジェネリック薬の定義

欧米では，商品名ではなく有効成分の一般名（generic name）で処方されるので，generic drugと呼ばれる。

ジェネリック薬の定義は「承認医薬品と有効成分が同一であって，投与経路，用法用量，効能および効果が同一である医薬」である。したがって，ヒト血中濃度を先発品と比較する生物学的同等性試験，安定性試験，溶出性試験等を実

施すれば，約2年で承認される。開発経費も何十分の1で済む（第V章「米国でのジェネリック薬の開発と申請」で詳述）。

米　　国：ジェネリック薬の普及率は数量で86%（2012年），薬価は先発品価格の20～50%になる。
欧　　州：イギリス，ドイツのジェネリック薬の普及率は数量でそれぞれ73%，82%（2012年）である。
日　　本：ジェネリック薬の普及率は数量で55%，金額では13%（2014年）で，薬価は先発品価格の30～70%（平均50%）になる。

2-4-2. Hatch-Waxman法（第Ⅰ部 ANDA）

　ジェネリック薬の振興を目的とするHatch-Waxman法により，生物学的同等性のみでジェネリック薬の申請を可能とした。この制度はジェネリック薬企業にメリットをもたらした。

　医薬品を開発したブランド薬企業は，新薬登録時に新薬の特許情報をFDAに提出して，情報はオレンジブックに掲載される。

　ANDAを申請するジェネリック薬企業が，その特許が無効あるいはジェネリック薬の製造・使用・販売によりその特許が侵害されないとの証明書（paragraph IV 特許証明書）をFDAに提出した場合，特許権者であるブランド薬企業に通知される。この証明書を提出した最初のジェネリック薬企業に「180日のジェネリック薬先発期間」が与えられる。

　その通知を受けて，ブランド薬企業がジェネリック薬企業に特許侵害訴訟を45日以内に起こすと，ジェネリック薬企業のANDAの承認は30ヵ月間延期される。もしもジェネリック薬企業が訴訟に勝った場合，「180日間，ジェネリック薬市場の独占期間」が付与され，ANDA申請を行う強烈なインセンティブになる。

　このように米国ではおのずと訴訟が起こりやすく，弁護士が儲けられる仕組みにもなっている。

　なお，先発メーカーの特許存続期間中に，ジェネリック薬企業がANDAに必要な試験を行うことは，特許権の侵害ではない（Bolar条項）。ただし，特許存続期間中にANDA申請を行うことは特許侵害である。

2-5. Life Cycle Management

特許が切れれば，低価格のジェネリック薬が出てくるので，売り上げが8〜9割減るのも米国ではあたり前である。製造方法などのノウハウや先行販売によるコスト競争力では決して乗り切れない。このため，ジェネリック薬に対する延命対策であるLCM（Life Cycle Management）が非常に重要である。「製品の長寿化」と「製品価値の最大化」を図ることが製薬企業の命運を握っている。

2-5-1. 医薬品の特許延命化策

新薬が次々と出るに越したことはないが，抗体医薬製品が多くなってきた現状においては，低分子薬での新薬創出はかなり確率が低くなってきている。

「製品の長寿化」のために，特許の延命化策を製品開発の段階から考慮することが重要である。その方法としては2つある。
(1) 医薬品を保護する基本特許の特許期間を延長する。
(2) 医薬品を保護する種々の特許の時期をずらして出願する（物質，合成方法，用途，製剤，製造方法等）。

2-5-2. LCMによる延命化

特許期間の延長やジェネリック薬対策が目的ではなく，患者にとっての「製品価値の最大化」のために検討することが重要である。売り上げの拡大あるいは製品寿命の延長は，その結果として当該企業にもたらされる恩恵でしかない。

医薬品LCMは，新薬ばかりではなく既存品にも，また，ブランド薬企業だけではなくジェネリック薬企業においても積極的に考慮すべきことである。

製品の価値を最大化する（有効性，安全性，利便性などの付加価値を生む）ために，LCM戦略のアプローチとして以下の方策が挙げられる。
(1) 用法用量・剤型変更・新規投与ルート
　・最もシンプルなLCMで，主薬の用量減や1日服薬回数の減または，錠剤から液剤への変更等が考えられる。
(2) 新規効能追加
(3) 既存製品同士での配合剤
　・抗炎症薬と抗菌薬との配合剤が挙げられる。
(4) Authorized generic（公認ジェネリック）
　・Authorized genericとは，ブランド薬企業が継続して製造し，特定のジェネリック薬企業にジェネリック薬の衣を着せて異なった販売名で販売させる

ブランド薬のこと。これにより市場を先に独占できるので，ブランド薬企業が特許切れによる大幅な利益減少を食い止めることができる。

(5) 新規なDDS技術の適応による代替新製品
① 物質特許が切れた既存薬のDDS開発
② 物質特許が継続中で，特許切れ後の置き換えを意図した先行新薬のDDS開発
③ 通常製剤での製品化が不可能で，開発初期からの新薬のDDS開発

①はジェネリック薬企業／ベンチャーにも事業化のチャンスがある。非臨床からphase 2aの結果を受けて，メガファーマが後を引き継ぐ場合がほとんどである。②，③は，DDS技術を持つ企業とブランド薬企業との共同事業モデルもあり得る。

米国で1995年に発売されたDoxil®（抗がん抗生物質ドキソルビシンのリポゾーム製剤）は既存薬のAdriacin®の20倍の薬価がついた。日本でも2007年に承認され，19倍の薬価がついた。このように既存薬であっても，DDS化で「製品の価値を最大化」ができる良い例である。

3. まとめ

若干40人で構成されるIS社がIstalol®をどのように米国市場で売っていくのか興味津々で，滞在中，さまざまな対外的な会議や社内のミーティングに参加した。導出先の社内に優秀な販売担当者が1人でもいれば，アウトソーシングを活用して製品の販売が十分に可能であると感じた。IT技術の進歩もそれを後押ししている。

出向のもう一つの目的は，「営業の観点から見た米国臨床開発のあり方」であった。申請中に実施可能なphase 3b，承認後に実施するphase 4の行い方，考え方を学んだ。承認に必要な試験のみphase 3で実施し，競合薬との比較試験はphase 3b以降に実施を予定し，試験のデザイン等に緻密な戦略が必要と感じた。

日本語が全くない英語生活の中で，彼らのスピードについていくためには「英語頭」になる必要があり，良い環境での仕事が，多少American Japaneseにしてくれたようだ。米国を知るためには，とにかく，社会の中に飛び込むことが一番である。

■参考文献

1) R Valk, C Webers, J Schouten et al：IOP-lowering effects of glaucoma drugs. Ophthalmology：1177-1185，2005
2) TK Mundorf, T Ogawa, N Inui, H Naka, GD Novack, RS Crockett : Timolol LA : a double-masked, active-controlled, randomized, crossover, comfort, ocular safety, and systemic bioavailability study in healthy volunteers. Curr Med Res Opin 21 : 369-374, 2005
3) TK Mundorf, T Ogawa, H Naka, GD Novack, RS Crockett ; US Istalol Study Group : A 12-month, multicenter, randomized, double-masked, parallel-group comparison of timolol-LA once daily and timolol maleate ophthalmic solution twice daily in the treatment of adults with glaucoma or ocular hypertension. Clin Ther 26 : 541-551，2004
4) 日本製薬工業協会：日本の製薬産業―その規模と研究開発力―
http://www.jpma.or.jp/about/issue/gratis/guide/guide12/12guide_08.html
5) 米国研究製薬工業協会：ニュートン F. クレンショー，日本国内の患者は革新的新薬の提供をさらに待たねばならないのでしょうか
http://www.phrma-jp.org/archives/pdf/press/20051205_presentation.pdf

●コラム〜アメリカ歳時記（3）〜

【7月】

Independence Day（7月4日）

　米国の独立を祝う祝日。1776年7月4日に独立宣言し，署名がなされた。各地で花火大会が開催され，家族・友人と打ち上げ花火を楽しむ。花火が売られるのは，独立記念日前の1ヵ月程度である。米国では，「July 4th（ジュライフォース）」と呼ばれることが多い。

【9月】

Labor Day（9月第1月曜）

　労働感謝の日。ニューヨーク市の中央労働組合がこの日を祝ったのが始まり。多くの学生にとって夏休みの最終日であり，翌日から始まる新学期を前にパーティーを開催する最後の機会にもなる。

Patriot Day（9月11日）

　ナイン・イレブン（9/11）で犠牲になった3000余りの人たちを追悼する日。

Rosh Hashanah：ロシュ・ハッシャナ

　ユダヤ暦の新年祭を9〜10月の新月の日に行う。家族が集まって，ワインを注ぎキドゥシュを唱えて新年を宣言する。ハチミツをかけたリンゴやパンなどを食べる。
　初日の午後には，水のある場所に行ってポケットの塵を水に流す「タシリーク」の風習がある。また，知人の間でルシャナトパ・カード（年賀状）を交換する。

Yom Kippur：ヨム・キプル

　贖罪の日は，ユダヤ教における最大の休日の一つである。ユダヤ暦でティシュリ月の9日にあたり，ユダヤ教徒はこの日は飲食，入浴，化粧などの一切の労働を禁じられる。

Sukkot：スコット

　ユダヤ教三大祭の一つ。仮庵祭（かりいおさい）ともいう。ユダヤ人の祖先がエジプト脱出のとき荒野で天幕に住んだことを記念し，祭りの際は仮設の家（仮庵）を建てて住んだことにちなむ。

IV FDA新薬承認状況とその規制，BT指定制度

1. FDA 新薬承認状況

2014 年の米国における新薬承認状況を FDA の医薬品評価研究センター（CDER）の新薬承認関連のデータベース[1]からまとめた。NDA の承認品目は，新規有効品目（New Molecular Entity：NME）に分類されたもので，既知有効品目を含有する配合剤，効能追加は新薬承認から除外した。2014 年は計 41 品目の承認となり，1996 年以来の承認数であった（図 1）。

2013 年は申請数・承認数ともに前年より減少し，下落傾向かと思われたが持ち直した。どこに原因があったのか，ここ数年の承認内容について CDER の新薬承認関連のデータベースから収集分析した。

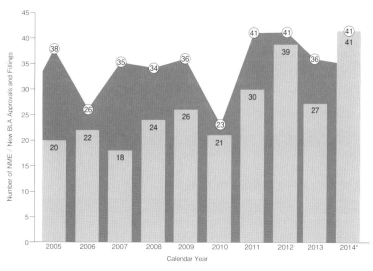

図 1. 10 年間の新薬承認数（カラム）と NDA 申請受理数（折れ線）[1]

1-1. CDER承認薬の承認審査制度適用の変遷

1-1-1. 4年間の承認薬の承認審査制度適用の内訳

2011年から2014年までの承認薬の承認クラス（first-in-class, orphan drug）と迅速審査制度（fast track, Breakthrough Therapy：BT〔画期的治療薬，詳細「2. Breakthrough Therapy（BT）指定制度」にて後述〕, priority review, accelerated approval）認定の割合[1)-4)]を表1に示した。

2014年の市場へインパクトを与えるfirst-in-classの薬剤は17品目（41%）で，orphan drugが17品目（41%）と，23品目（56%）がいずれかあるいは両方の適応を受けた。この4年間では，2012年のfirst-in-classの品目数，割合を除いて最も高い数字を示した。

迅速審査制度の適用率は，fast trackが17品目（41%），BTが9品目（22%），priority reviewが25品目（61%），accelerated approvalが8品目（20%）で，いずれか1つ以上のカテゴリーに入る品目の割合は27品目（66%）であった。

BT指定薬剤の他制度の適用率は，first-in-class（78%），orphan drug（78%），fast track（67%），priority review（100%），accelerated approval（56%）とaccelerated approval以外は高率であった。後述するが，十分な審査を受けてBT指定になるので各種迅速審査の適用になることも納得できる。

各制度のpriority review適用率を見ると，first-in-class（76%），orphan drug（100%），fast track（89%），BT（100%），accelerated approval（100%）といずれも高い。各制度の適用を受けると開発中からFDAと緊密に相談できるので，確率高くpriority reviewになるのであろう。

これら迅速承認区分適用品目の承認率は，この4年間の推移を見ると，BTの承認率に引っ張られて上昇しているのがわかる。

以上のことから，製品売り上げの大小とは別に，短期間で確実に許可を得る新薬の開発の方向性は，薬剤（first-in-class）や対象疾患（orphan drug）を考慮して開発段階でのスピードアップを図り，迅速審査制度を活用することであろう。

表1. 承認クラスと迅速審査制度適用の品目[1)-4)]

年	承認数	承認クラス		迅速審査制度			
		First-in-Class	Orphan	Fast Track	Breakthrough	Priority Review	Accelerated Approval
'11	30	12 (40)	11 (37)	14 (47)	-	15 (50)	3 (10)
'12	39	20 (51)	13 (33)	14 (36)	-	16 (41)	4 (10)
'13	27	9 (33)	9 (33)	10 (37)	3 (11)	10 (37)	2 (7)
'14	41	17 (41)	17 (41)	17 (41)	9 (22)	25 (61)	8 (20)

カッコ内は対象品目数の承認数に対する割合（%）

1-1-2. 承認審査期間

2008〜2009年にかけて承認審査の長期化が目立ったが，2013年，2014年はかなり改善された。

First cycle approval（1回目審査での承認）は，2013年が24品目（89%），2014年は32品目（78%）で，すべてのpriority review指定品目がこの中に含まれている。

1-1-3. 米国での先行承認状況比較

米国承認の新有効品目のうち，2013年では27品目中20品目（74%），2014年は26品目が（63%）が米国で先行承認された。

1-2. CDER承認薬の領域別特徴
1-2-1. 2013年

承認薬27品目の内訳[2]を表2に示した。最も承認品目数の多い領域はがんで9品目，化学療法剤のような非特異的な薬剤が姿を消し，シグナル伝達系を阻害する分子標的薬の割合が高くなっている。

表2. 2013年，2014年承認薬の領域別品目の承認クラスと迅速承認制度への適用内訳[1)-2)]

領域	年	承認数	承認クラス		迅速審査制度			
			First-in-Class	Orphan	Fast Track	Break through	Priority Review	Accelerated Approval
がん	'13	9	4	6	7	2	5	2
	'14	8	4	8	4	5	8	7
感染	'13	4	1	0	3	1	3	0
	'14	11	4	1	6	2	8	0
代謝・内分泌	'13	4	1	0	0	0	0	0
	'14	8	3	4	2	0	4	0
中枢神経	'13	4	1	0	0	0	0	0
	'14	6	2	2	1	0	2	1
循環器	'13	4	2	3	0	0	2	0
	'14	3	1	0	1	0	0	0
呼吸器	'13	2	0	0	0	0	0	0
	'14	3	2	2	2	2	2	0
炎症・免疫	'13	0	0	0	0	0	0	0
	'14	2	1	0	1	0	1	0
合計	'13	27	9	9	10	3	10	2
	'14	41	17	17	17	9	25	8

がん（9品目）
　がんタイプは，メラノーマが3品目で，多発性骨髄腫，乳がん，前立腺がんの骨転移治療，慢性リンパ性白血病等が含まれる。

感染症（4品目）
　2品目のC型肝炎ウイルス治療薬が許可され，そのうちの1品目はBTに指定されたインターフェロンフリーの経口剤で，大型化が期待されている。

代謝・内分泌（4品目）
　SGLT2阻害薬（血糖降下薬）が米国で初めて承認された。

中枢神経系（4品目）
　経口剤の再発寛解型の多発性硬化症治療薬が承認され，大型新薬として期待されている。

循環器（4品目）
　血友病や凝固系の遺伝性疾患関連の承認が3品目含まれている。

呼吸器（2品目）
　喘息やCOPDの気道閉塞の維持療法や改善薬として承認されている。

1-2-2. 2014年

　2014年は，最も承認品目数の多い領域は常にトップの座を占めてきたがんの8品目を抜いて感染症が11品目に上った[1]。代謝・内分泌ががんと同数の8品目，これらに続いて中枢神経系6品目，循環器および呼吸器の3品目，炎症・免疫の2品目と続いている。

　2014年の承認品目数の急増は，FDAの新施策のうちの，2013年から本格稼働を始めたBT指定品目の承認が10品目，およびGenerating Antibiotics Incentives Now Act（GAIN Act）により認定された感染症製品（Qualified Infectious Disease Product：QIDP）の承認が5品目と大きく寄与していることは明白である。FDAの医薬品開発の生産性向上を目指した複数の新薬開発促進策が効果を発揮し始めたと思われる。

がん（8品目）
　すべて優先審査で承認され，BT指定品目も5品目を占め，革新性の高い，従来の標準薬より有効性の高い新製品が多く承認された。品目としては末梢性T細胞リンパ腫，リンパ芽球性白血病，リンパ性白血病のような血液細胞がん，非小細胞肺がん，メラノーマ，食道胃接合部腺がんである。

感染症（11品目）

　上記の QIDP 指定制度による 5 品目の抗菌薬，QIDP 制度外の 2 品目の抗真菌薬，HCV 治療薬が承認された．抗菌薬が作用機序ならびに抗菌スペクトルの広さには未だ不十分であるが，これだけの新製品が承認されたことは画期的な出来事で，将来的にも多剤耐性菌対策として大きなマイルストーンの達成と考えられる．

代謝・内分泌（8品目）

　2 型糖尿病治療薬の SGLT2 阻害薬が配合剤を含めて 3 品目，さらに希少病薬としてムコ多糖症 IVA 型の MorquioA 症候群，全身性脂肪委縮症患者の leptin 欠損合併症の治療薬が承認されている．

中枢神経系（6品目）

　神経原性起立性低血圧症患者の起立性めまい，ふらつき，オピオイド性便秘，悪心制吐薬，多発性硬化症，不眠症，非 24 時間型睡眠覚醒障害の各治療薬が許可された．

循環器（3品目）

　左室心内膜炎の画像鮮明性向上用造影剤，血栓性心血管系イベントの抑制薬が含まれている．

呼吸器（3品目）

　BT 指定の特発性肺線維症が 2 品目同時に承認された．慢性閉塞性肺疾患治療薬も承認された．

炎症・免疫（2品目）

　潰瘍性大腸炎治療薬が承認された．

1-2-3．FDA は新薬承認に安全性を重視する

　近年，Drug Safety and Risk Management Advisory Committee（DSaRM：リスク管理諮問委員会）の開催日数が，5〜6 年前と比較して 2 倍以上になっている．このことより，FDA が新薬承認に安全性を重視していることは明らかである．

　最近の安全性に関する検討は，他の諮問委員会との合同会議や DSaRM の委員が他諮問委員会に出席するなど，総合的に取り組む傾向となっている．

　従来，DSaRM の業務の大半は市販後安全性問題の検討だが，最近は承認についての意見や市販後臨床試験デザインや臨床試験のエンドポイントについても安全性の観点から意見を求められるなど，FDA が安全性重視の姿勢で各部門に意見を求めているのがわかる．

1-3.「Hyper-innovation age」の幕開け

2014年は承認数が回復してきたが,これには広範囲にわたる根深い問題がある。図2は,過去18年間のbig pharmaとそれ以外の企業の承認数を示している[5]。

両グループともに1996年より承認数は減少し,2005年から2010年の間では減少傾向が収まり,承認数はほぼ横ばいとなった。2010年以降,状況は回復してきたが,big pharmaの承認数が1996～1997年より少ない。何が変わったのかといえば,最近承認された薬剤の質が上がってきていることが指摘できる。2010年以前のinnovationでは治療効果が低く,高価であった。ここ数年のinnovative drugsの治療効果は高く,新しいtechnologyの進歩がうかがえる。

この事実が,small molecule,monoclonalやpeptideの時代からhyper-innovationの時代へと移ってきていると感じさせる。この時代の変化にbig pharmaが乗り遅れ,自社対応は困難で対応策としてinnovator companiesを買うため,最終章に記述した製薬業界の再編の道をたどっているのである。いまのところ,specialty pharmaへの選択が賢明のようだ。

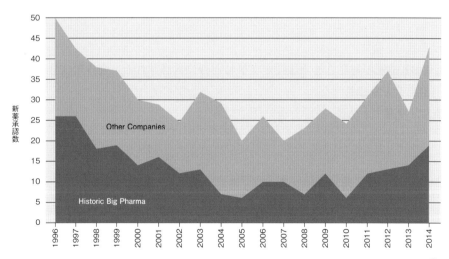

図2. 18年間の新薬承認数の会社規模(Big Pharmaとそれ以外の企業)による内訳[5]

2. Breakthrough Therapy(BT)指定制度

2014年,株式市場で米国の医薬品業界の好調が続いている。S&P500の業種別指数の過去3年間のリターンランキングで医薬品業界が3位にランキングし

ている。

　2000年代の医薬品業界は課題が山積だった。業績を支えてきた大型薬が特許切れを迎えても新薬の開発が追いつかず，研究開発費の効率が悪化したためM&Aを繰り返すなど，どちらかといえば悪い流れが続いていた。

　その流れを「Breakthrough Therapy（画期的治療薬，BT）指定制度」が変えた。BT指定制度は2012年7月に導入され，早期段階の臨床試験や非臨床試験で深刻な疾患・症状に対して既存の治療法より著しく優れる可能性が示唆された開発品に適用される。指定されると，新薬開発を効率的に進めるためのさまざまな助言を得ることができる。これにより，市場に投入される新薬の増加，審査期間の短縮化に伴う企業の投資効率の向上などが期待されている。この制度に代表されるようなFDAの積極的な姿勢や，バイオベンチャー企業の開発薬が商品化されたことなどのタイミングが重なり，業界全体の再評価につながったのだろう。

　BT指定制度について，まとめてみた。

2-1. 処方せん薬ユーザーフィー法の歴史

　米国では，新薬審査に必要な財源を製薬企業に求める「処方せん薬ユーザーフィー法（Prescription Drug User Fee Act：PDUFA）」があり，それによって新薬承認審査には限定期間が設けられ，FDAはその期間内に審査を済ませるよう努力することが定められている。このようにPDUFAは，承認審査の迅速化に貢献してきた。

　PDUFAは5年の時限立法として1992年にスタートしたPDUFA I以降，1997年のPDUFA II（FDA近代化法），2002年のPDUFA III，2007年のPDUFA IV（FDA改革法）と改変されてきた。

　PDUFAは，従来のプログラムを改正して再承認することを主な目的とするものであるが，2012年のPDUFA Vは，別名「FDA Safety and Innovation Act」といわれ，BT指定制度の新設，ジェネリック薬およびバイオシミラーのユーザーフィー法を新規設定して審査迅速化と安全対策を強化等するとともに，小児Orphan Drugの開発促進や，医薬品サプライチェーンおよび医薬品不足問題等に対する米国政府の取り組みを法律上明確にした中味の濃いものとなった。以下にPDUFA Vの目次を示す。

1. ユーザーフィー再承認（PDUFA V, MDUFA III）
    第 I 章 医薬品関連フィー
    第 II 章 医療機器関連フィー
2. ユーザーフィー新規承認（GDUFA, BsUFA）
    第 III 章 ジェネリック薬関連フィー
    第 IV 章 バイオシミラー関連フィー
3. ユーザーフィー以外
    第 V 章 小児用薬および医療機器関連
    第 VI 章 医療機器規制の改善関連
    第 VII 章 医薬品サプライチェーン関連
    第 VIII 章 抗生物質の開発促進関連
    第 IX 章 医薬品承認および患者アクセス関連
    第 X 章 医薬品不足関連

BT指定制度は，第 IX 章902条に以下のように記載されている。「BT指定制度を新たに構築し，当該医薬品（重篤ないし致命的な疾患・病態の治療を目的とし，初期の臨床試験において既存治療薬と比較して相当の改善を見込める）の審査を迅速化する」

2-2. BT指定制度とは

FDAは，生命に脅威をもたらす深刻な状態（serious condition）に対する迅速承認審査プログラムを3つ（fast track：優先承認，accelerated approval：加速承認，priority review：優先審査）進めていたが，それにBTを加えた。

FDAはBT指定制度導入のためにガイダンス「Expedited Programs for Serious conditions — Drugs and Biologics：重篤疾患のための迅速審査プログラム[6]」を公表し，fast trackやaccelerated approvalなどの既存のツールを含めて比較解説している。

FDAはこの制度を積極活用していて，2014年に承認された新薬の66%にこれらいずれかの制度が利用されていた。これらの制度を表3にまとめ，下記に解説する。

表 3. FDA の既存迅速承認審査プログラムと Breakthrough Therapy との比較[6]

項 目	Fast Track (優先承認)	Breakthrough Therapy (画期的治療薬)	Accelerated Approval (加速承認)	Priority Review (優先審査)
プログラム制度	指定	指定	承認手順	指定
資格基準 1	重篤疾患	重篤疾患	重篤疾患	重篤/非重篤疾患
資格基準 2	・非臨床 or 臨床 data が Unmet medical needs に対応し得る潜在能力を示す	・予備的な臨床 evidence が、既存治療よりも臨床的に重要な endpoint に対して、大幅な改善を示す	・既存治療よりも意味のある advantage がある ・臨床 benefit を予測する surrogate endpoint に有効性を示す	・承認後に、安全性 or 有効性に有意な改善をもたらすこと
申請時期	IND 申請以降、Pre-NDA meeting まで	IND 申請以降、EOP2 meeting まで	Endpoint 設定時	NDA 申請時
FDA の回答	申請から 60 日以内	申請から 60 日以内	特になし	NDA 受理後 60 日以内
ベネフィット	・迅速開発・審査のための頻繁な相談が可能 ・Rolling review(逐次審査)が可能	・Fast track と同様の扱い ・Phase 1 から密度の濃い guidance を提供 ・Senior manager を含む組織として支援	・Surrogate or 臨床効果を予測し得る予備的な臨床 endpoint による臨床評価で承認	・通常審査の 10 ヵ月に対して、6 ヵ月で販売承認を認可
考慮事項	・資格基準に合わなくなったときには取り消し	・資格基準に合わなくなったときには取り消し	・審査のため販促資料の提出 ・承認後 true endpoint による有効性を実証	—

重篤疾患：AIDS、アルツハイマー、心不全、がん、てんかん、うつ病、糖尿病（生存率、日常機能、病状進行による）
Medical needs を満たす：治療法のない疾患の治療薬の提供、従来の治療薬より優れた新薬の提供

2-2-1. Fast track

有望な新薬開発促進のために治験段階から承認審査に至る過程を製薬企業と協議し、承認までの時間を短縮するシステム。

現在治療薬のない疾患の治療薬か、すでに治療薬があったとしても、① 有効性が優れる、② 重大な副作用を回避できる、③ 早期診断により転帰が改善される、等の利点が証明されなければならない。

メリットは、① FDA と共に治験の進め方を検討するスポンサーミーティングの優先実施、② 申請時の対象疾患をより限定した承認申請の選択、③ surrogate endpoint（代替評価項目）を承認根拠に用いる治験の実施、④ すべての申請資料の完成を待たずに、完了セクションから審査を受けることができる（rolling review：逐次審査）、である。

未だ満足な治療方法がない疾患について、その新薬と対象疾患とのセットで指定されることが多い。

2-2-2. Accelerated approval

生命への危険度が非常に高く、他に治療法がない疾患について、surrogate endpoint を承認根拠とする短期間での治験実施を可能とし、承認までの時間を短縮するシステム（注：延命効果や体調改善等の「臨床アウトカム」の確認に

は長期間を要するために surrogate endpoint〔腫瘍縮小等〕が代替される）。

市販後に効能を確認するための phase 4 試験実施が義務づけられている。結果によっては，承認を取り消される場合もある（例：Avastine® は，paclitaxel との併用療法で乳がんの承認を取ったが，その後の試験で重篤な副作用が報告され，ベネフィットが証明されずに乳がんの適応は削除された）。

2-2-3. Priority review

治療上重要な進歩をもたらす医薬品に対して行われる。たとえば，① 疾患の治療・予防・診断の効果を高めるエビデンスがある，② 患者が以前より望ましい投与スケジュールや用量で受療できる，③ 小児など新たな患者集団における安全性・有効性のエビデンスがある，等の利点が証明されなければならない。

標準審査が申請から承認・却下までの決定期間が 10 ヵ月に対して，priority review では 6 ヵ月以内と設定される。

2-2-4. Breakthrough Therapy（BT）

BT 指定を受ける条件としては，① 対象疾患が重篤または致死的な状態であること，② 既存薬（治療）に対して新薬が臨床的に意義のあるエンドポイントに大きな改善をもたらすという予備的な臨床証拠が存在すること，である。

ベネフィットは，① すべて fast track 指定と同じ扱いを受ける，② phase 1 から FDA 審査チームと密度の濃い Type B meeting を行い，治験プログラムが効率的に進められるように FDA からタイムリーな助言を受けることができる，である。新薬といえども各ステップで十分に議論されてきているので，advisory committee meeting は一般的には開催されない。

2-3．BT 指定薬の申請状況と内訳

FDA は 2015 年 5 月現在，BT 申請は CDER で 250 品目を受理し，76 品目（30%）を指定認可，127 品目を却下し，CBER では合計 50 品目を受理し，12 品目（24%）を指定認可，34 品目を却下したと公表している[7]（**表 4**）。

CDER への申請が圧倒的に多く，月に 8 品目のペースで申請され勢いが止まらない。

FDA としてはこれらの薬剤名や企業名を公表しておらず，企業の発表により確認するしかない。BT 指定を公表した会社は，世界トップ 20 に入る大手企

表4. BT指定申請状況[7]

年/月	CDER			CBER		
	受理	認可	却下	受理	認可	却下
2012/7〜9	2	1	1	0	0	0
2012/10〜2013/9	92	31	52	11	1	10
2013/10〜2014/9	96	31 (10)	51	26	7	19
2014/10〜2015/5	60	13 (12)	23	13	4 (2)	5

業が約7割を占めている。Janssen社，GSK社，Novartis社，Merck社，Roche／Genentech社が上位にランクされている。

BT指定を受けた公表企業の限られた情報からBT薬剤の対象疾患を表5にまとめた。生命の危険性が高く・深刻な状態である「希少がん疾患」・「感染症疾患」と「遺伝性疾患」に大別される。高血圧，高脂血症，糖尿病，消化性潰瘍などの生活習慣病は対象とはならない。希少がん疾患が申請数の40％強を占め，約3割が指定を受けている。「感染症疾患」は申請数の20％弱を占め，約4割が指定を受けている。

「希少がん疾患」はマントル細胞リンパ腫，慢性リンパ性白血病，メラノーマが対象で，肺がん，乳がんの分子標的治療薬も指定されている。大腸がん，胃がん等は対象ではない。

「感染症疾患」は，C型肝炎，HIV-1，クロストリジウム－ディフィシル感染症，B型髄膜炎等が指定されている。

「遺伝性疾患」では嚢胞性線維症，表皮水疱症，リソゾーム酸性リパーゼ欠損症，デュシェンヌ型筋ジストロフィー，低フォスファターゼ症等で，このような単一遺伝子疾患は約4000疾患もある。

表5. BT指定の対象となった疾患

希少がん疾患	感染症疾患	遺伝性疾患
・マントル細胞リンパ腫 ・慢性リンパ性白血病 ・メラノーマ ・肺がん，乳がんの分子標的治療薬	・C型肝炎 ・HIV-1 ・クロストリジウム-ディフィシル感染症 ・B型髄膜炎	・嚢胞性線維症 ・リソゾーム酸性リパーゼ欠損症 ・デュシェンヌ型筋ジストロフィー ・低フォスファターゼ症

BT指定制度は米国のがん研究・支援のNPOであるFriends of Cancer Research（FCR）の働きかけにより創設された。2016年1月現在，23製品が上

市されている。BT 指定されている開発品と統計データは FCR のサイト[8]に記載されている。

2-4. BT 指定から見えてくる製薬の将来

　BT 指定された多くの企業は，ここ数年にわたり欧米当局から許認可の取得数の多いことが特徴的である。開発活動に積極的に取り組む企業がそのチャンスをつかんでいると考えられる。大手製薬企業が掲げる研究開発コンセプトの「innovation」が，BT 指定薬の作用機序や初期臨床試験のデータを見ると，具体的に実行されていると感じる。

　BT の指定対象疾患の約半数が，orphan drug にも指定されている。FDA が orphan drug の開発を後押ししていることは周知の事実で，過去 5 年間に承認された新薬の 3 分の 1 は orphan drug である。事実，米国では 7000 種類の orphan 疾患があり，総計で 3000 万人が罹患している。数の上では高脂血症などと変わらず，FDA において重要な課題となっている。

　この 7000 種類の病気に対応するためには大変な努力とリソースが必要となるので，今回の BT 指定新設により製薬会社に協力を求めた形だ。FDA は，効率的な開発を支援するために相談に応じ，結果的に小規模な臨床試験だけで承認される薬も増えてくるだろう。

　製薬企業にとっても，患者が少なくても価格を年数千ドル，数万ドルに設定することによって，開発投資を回収し十分な利益を獲得することが可能になった。Big pharma も積極的に参入するようになったが，開発資金に乏しく規制当局と折衝した経験も少ない新興企業には特に魅力的な分野だろう。未だに市場サイズに固執した開発戦略を取っていることは時代遅れなのかもしれない。Orphan drug 指定と BT 指定を受けられる薬剤開発が，現在のトレンドと感じる。
＜参考＞「FDA orphan drug 助成金プログラム」により，現在まで約 530 品目の臨床試験に合計 3 億ドル以上が助成され，承認は 50 品目に上る。

3. 2012 年からの興味深い承認薬

3-1. Arena 社，Vivus 社の抗肥満薬・Belviq®，Qsymia® が承認（2012）

　FDA は 2012 年 6 月，Arena 社のセロトニン受容体作動薬 Belviq® を同国では 13 年ぶりの抗肥満薬として承認した。本剤は，あまり良好とはいえない有

効性や安全性が明確でないことから承認が遅れていた。しかし，抗肥満薬を求める声の高まりに伴い，FDAは市販後臨床試験によって安全性を担保させるという方向で承認を認めた。米国での独占契約を結んだエーザイが販売する。

また，7月にVivus社の継続的体重管理のための食事制限および運動療法の補助療法としての薬剤Qsymia®が承認された。

米国では成人の3分の2が肥満もしくは肥満気味で社会問題化している。FDAセンター長も同剤の登場を歓迎している。

ところが全く売れていない。売れない理由としては，「肥満が病気だと認識されていない」からで，医師は病気ではないから治療対象ではないと考え，処方していない。

3-2. Merck社の花粉症治療薬（アレルゲン抽出物舌下錠）・Ragwitek®が承認（2014）

米Merck社の花粉症治療薬Ragwitek®が承認された。ブタクサ花粉の抽出物で1日1回服用のアレルゲン抽出物としては初めての舌下錠となる。

同剤の適応は，成人におけるブタクサの花粉をアレルゲンとして引き起こされる花粉症である。花粉症シーズン（晩夏から初秋）の12週間前から投与を開始する。

約1700例を対象にした試験で760例が有効性を示し，本剤群がプラセボ群に比べ26％上回った。主な副作用は，口腔・耳の掻痒および咽頭の炎症等である。

FDA・CDERセンター長は，「Ragwitek®の承認は，米国でブタクサの花粉症に悩む数百万の成人にその花粉症をコントロールする新規の治療選択肢を提供するものだ」と同剤の登場を歓迎した。

――筆者も悩まされる花粉症の新しいタイプの薬，大歓迎である。スギ花粉症の同タイプの薬が待望される。

3-3. Cubist社の急性細菌性皮膚感染症治療薬・Sivextro™が承認（2014）

Sivextro™（tedizolid phosphate）の適応は，メチシリン耐性株およびメチシリン感受性株を含む黄色ブドウ球菌（MRSA），各種連鎖球菌ならびに大便連鎖球菌を原因とする急性細菌性皮膚および皮膚組織感染症（ABSSSI）である。

剤型は静注および経口剤。用法用量は，1日1回，6日間投与となっている。同剤は，ABSSSI に対しては Dalvance®（dalbavancin：注射剤）に次いで2剤目の新規抗菌薬である。患者の条件に応じて静注および経口剤を使い分けられる柔軟性があり，特に経口剤では，費用のかかる入院を減らせる可能性がある。

同剤は，FDA が 2012 年に施行した「抗生物質開発インセンティブ法」（Generating Antibiotic Incentives Now Act）に基づいて設けた抗菌薬促進策の一環である（Qualified Infectious Disease Products：QIDP）の指定ならびに迅速審査の指定を受けた。QIDP の指定を受けると，通常の販売独占期間に加え，5年間の販売独占期間が付与される。米・Cubist 社が販売する。

――非常に注目していた GAIN Act に指定された薬剤でプラスアルファの5年間の販売独占期間は非常に魅力的である。

3-4．Gilead Sciences 社の C 型肝炎治療薬・Harvoni® が承認（2014）

2013 年に発売された NS5A ポリメラーゼ阻害薬「Sovaldi®」に，Hepatitis C Virus 複製複合体阻害薬 ledipasvir を加えた配合剤 C 型肝炎治療薬「Harvoni®」が承認された。

Gilead Sciences 社は，高い有効性を示す薬しか開発しないことで有名であるが，本薬は HCV1 の感染者約 1500 人を対象として行われた3本の phase 3 試験において，94 〜 99％ の著効を示した。

―― Harvoni® の治療薬剤費は約 10 万ドルで、Sovaldi® の年間売上高が約 80 億ドルを売上げる現状において，有効性が低く十分な治療薬のない領域に著効を示す薬剤を投入するのが，現在の潮流であろう。

3-5．Sandoz 社のバイオシミラー・Neupogen® の承認申請を FDA が受理（2014）

FDA は，これまでバイオシミラーの申請を受け付けてこなかったが，Sandoz 社が提出していた Amgen 社の G-CSF 製剤である Neupogen® のバイオシミラーの承認申請（Zarzio®）を受理した。先行製品 Neupogen® は米国だけでも売上げ高 12 億ドルの blockbuster である。

Zarzio® の申請は従来の 351(a)（オリジナル新薬並みに申請データが必要）

ではなく，351(k)（簡素な承認方法）となっている。バイオシミラーの米国申請のハードルが低くなり，Sandoz社は生物学的医薬品価格競争革新法（BPCIA）に基づく初のバイオシミラー申請会社となる。

世界では，7種類のバイオシミラーがすでに販売されているが，Remicade®を除いては比較的たんぱく質の構造が簡易であるため，製造の技術的なハードルは低いといわれている。バイオ薬は値段が高く，後続品は3割程度安いが小分子薬のGE薬と比べれば遥かに高価なので，重要な商品だ。

——ハードルが低くなって品質に問題が出なければ良いのだが……。

3-6．Kythera社の顎下脂肪治療薬・Kybella®が承認（2015）

FDAは4月29日，米Kythera社申請の顎下脂肪治療薬Kybella®（deoxycholic acid）を承認した。適応は，成人における中等度から重度の顎下脂肪（二重あご：double chins）の減少。

同剤は胆汁酸の一種で，注射により脂肪細胞に入ると脂肪細胞の細胞膜を破壊する。今回，同疾患に対する初の薬剤が承認された。

同剤の安全性および有効性は，合計1022例を対象とした2つのphase 3で検証された。顎下脂肪の1段階減少がKybella®投与群では68.2%で，プラセボ群20.5%に比べ有意差が認められた。

重篤な副作用は，顔面筋衰弱や嚥下困難を起こす顎神経の損傷が報告されている。

実際の治療では，下顎の脂肪のかたまりに小さな針でdeoxycholic acidを最大で1回につき50本注射する。治療は1回20分ほどで，1ヵ月間に2〜6回行う。

顎下以外の身体の脂肪減少については未承認であり，使用を推奨されていない。

——古典的な薬剤が新効能で承認となった。着眼点がとても良い。米国人は二重あごが多いので，対象患者は2人に1人になるだろうか。ただ，脂肪の量が多く皮膚がたるんでいる場合，「脂肪がとれた後に伸びた皮膚が残り，手術が必要で費用は5000ドル以上」らしい。売上高は乞うご期待。

3-7. Sanofi-Aventis 社／Regeneron 社の抗コレステロール薬（PCSK9 阻害薬）・Praluent® が承認（2015）

　FDA は 7 月 24 日，Sanofi-Aventis 社／Regeneron 社の PCSK9（前駆タンパク転換酵素サブチリシン／ケキシン 9 型）阻害薬 Praluent® を承認した。PCSK9 経路のブロックは，冠動脈疾患の主要リスク因子である LDL コレステロールを低下させることができる新規抗体医薬の皮下注射剤である。このクラスとしては初の承認となる。

　適応は，ヘテロ接合性家族性高コレステロール血症患者でスタチン療法に無効な患者。2476 例を対象とした 12 週間投与のプラセボ比較対象試験で LDL コレステロールの低下は，Placebo 群の 10% に対して，Praluent® 群では 30～60% 低下させた。

　本承認に関し FDA は，「心血管疾患の治療および予防に対する新規かつ画期的な治療選択肢を提供する継続的な仕事を強く支援する」とコメントした。

―― First-in-class 薬の承認には，心血管分野に強い Sanofi 社とバイオ開発力のある Regeneron 社の協業が必要だったと考えられる。

3-8. Sprout 社の女性性的欲求低下障害治療薬・Addyi™ を承認（2015）

　FDA は 8 月 18 日，米 Sprout Pharmaceuticals 社の閉経前女性の HSDD（hypoactive sexual desire disorder ＝ 性的欲求低下障害）に対する初の治療薬 Addyi™（一般名：flibanserin）を承認した。

　HSDD は、閉経に伴う苦しみやパートナーとの関係トラブルによる性欲の低下を特徴とし、性欲が正常だった女性において性行動のタイプやパートナーに関係なく発症する。

　Flibanserin は、serotonin 1A 受容体作動作用と serotonin 2A 受容体拮抗作用を持ち「性欲」を喚起、刺激する効果を持つというが、なぜ性欲を改善するのかのメカニズムは明確になっていない。

　1 日 1 回投与で、就寝時に服用する。就寝時に服用するのは、低血圧、失神や中枢神経系の抑制（眠気、鎮静状態）などの副作用発現を軽減するためである。患者が同剤服用後 8 週間経過して改善がない場合、治療を中止しなければならない。

Sprout社は，CEO Ms.Cindy Whiteheadほか幹部にずらりと女性が並び，豊かな性生活を含めた女性の健康的な生活に寄与したいというのが経営の理念である。

　その2日後の8月20日に，カナダの製薬大手Valeant社は，Sprout社を10億ドルで買収した。

——待望された薬だけに全米での注目度は高く，そこにValeant社は目をつけたのかもしれない。

4．まとめ

　「Breakthrough」と「innovation」の違いを考えてみた。「Breakthrough」は，現状を突き破る感じで，成層圏を越えて宇宙に飛び出した感じだろうか。「Innovation」は，「breakthrough」には遠いが，少しずつ改良を加えていくという感じであろうか。俗っぽくいえば，「breakthrough」薬は『first in class』で，その薬を「innovate」された薬は『best in class』と考えるのが妥当か。

　現在，米国市場の注目を集めているのは，過去のEli Lily社のProzac®やPfizer社のViagra®のようなblockbuster医薬品ではなく，orphan drug指定を受けた医薬品やBT指定薬である。少人数のバイオベンチャーを勢いづけているのは，自社の人員不足を補うFDAの政策的バックアップがあるからである。

　Orphan drug指定を受けた医薬品は，7年間の独占販売権を得ることができ，市場での競争ゼロの状況で自由な価格設定ができる。2013年4月に承認されたRaptor社，腎臓病性シスチン蓄積症薬のProcysbi®には，患者1人当たり年間25万ドルという価格がつけられている。

　これらの施策により，たとえ患者数が少なくても有効性が画期的であれば利益を上げることができるという環境が整った。したがって，今回のバイオブームは，ムードが先行した1990年代のバイオブームよりも実質的な成果を上げるものと見られている。

■参考文献

1) FDA：Novel New Drugs 2014 Summary
   http://www.fda.gov/downloads/Drugs/DevelopmentApprovalProcess/DrugInnovation/UCM430299.pdf
2) FDA：New Molecular Entity Approvals for 2013
   http://www.fda.gov/Drugs/DevelopmentApprovalProcess/DrugInnovation/ucm381263.htm
3) FDA：New Molecular Entity Approvals for 2012
   http://www.fda.gov/Drugs/DevelopmentApprovalProcess/DrugInnovation/ucm336115.htm
4) FDA：New Molecular Entity Approvals for 2011
   http://www.fda.gov/Drugs/DevelopmentApprovalProcess/DrugInnovation/ucm285554.htm
5) Forbes：Bernard Munos, 2014 New Drug Approvals Hit 18-year High
   http://www.forbes.com/sites/bernardmunos/2015/01/02/the-fda-approvals-of-2014/
6) FDA：Guidance for Industry Expedited Programs for Serious conditions Drugs and Biologics
   http://www.fda.gov/downloads/Drugs/GuidanceComplianceRegulatoryInformation/Guidances/UCM358301.pdf
7) FDA：Breakthrough Therapy Approvals
   http://www.fda.gov/Drugs/DevelopmentApprovalProcess/HowDrugsareDevelopedandApproved/DrugandBiologicApprovalReports/NDAandBLAApprovalReports/ucm373418.htm
8) Friends of Cancer Research：Breakthrough Therapies
   http://www.focr.org/breakthrough-therapies

●コラム ～ アメリカ歳時記（4）～

【10月】

Columbus Day（10月第2月曜）

　1492年10月12日にイタリア人探検家クリストファー・コロンブスが新大陸（実はサンサルバドル島）を発見した記念日。多くの州で休日となる。
　インディアン運動家たちは，「インディアンが白人のアメリカを発見した日」とのスローガンを掲げ，この日に抗議している。コロンブスをきっかけにして植民地支配を受けることになった中南米でも，10月12日を祝日としている国が少なくない。

Halloween（10月31日）

　万聖節（キリスト教で聖人を記念する祝日：11月1日）の前夜祭の行事。秋の収穫を祝い，悪霊を追い出す祭り。語源は，hallow（神聖な）＋ een（evening）である。
　カボチャをくり抜いた中に蝋燭を立てた「ジャック・オー・ランタン」を作り飾る。子どもたちは，魔女やお化け，アニメキャラクターなどに仮装し，"trick or treat"「お菓子をくれないといたずらするぞ」と言って，夕方から家を訪問する。

【11月】

Election Day （偶数年の11月第1火曜）

　アメリカ各地で大統領選を含め各種選挙が行われる。

Daylight saving time End（11月第1日曜）

　日曜日の午前2時に，時計を1時間戻し，午前1時とする。翌日の月曜日は時間が長く感じてちょっと得した気分になるかもしれない。

Veterans' Day（11月11日）

　戦争から復員し，国のために奉仕した退役軍人に感謝する日。Memorial Day（5月最終月曜日）は戦死者を追悼する日である。元来はアメリカとイギリス，フランスが第1次世界大戦の終戦日（1918年11月11日）を祝う日だった。ちなみに米国の軍は，Army（陸軍），Navy（海軍），Air Force（空

軍），Marine（海兵隊），Coast Guard（湾岸警備隊）の5つである。

Thanksgiving Day（11月第4木曜日）

　1620年に英国からメイフラワー号に乗った清教徒がマサチューセッツにたどり着いたが，寒さと飢えで半分が死んだ。アメリカインディアンが七面鳥やトウモロコシの栽培を教えて，収穫を上げることができた。この収穫を神に感謝することから始まった感謝の日。家族が集まって七面鳥やパンプキン・パイなどで祝う。

【12月】

Hanukkah：ハヌカの祭り（12月中旬）

　ユダヤ教の年中行事の一つで，宗教の自由を祝う日。シリア軍と戦って宗教の自由を復活させ，新しい祭壇を造り，わずかな油でランプをともしたが，8日間も燃え続けた奇跡からこの祭日が始まった。
　8日間にわたってロウソクに火を灯して祝い，伝統的な食事をしてプレゼントももらえる。ユダヤ教はキリスト教と異なり，イエスキリストを神の子と認めないので，クリスマスは祝わないが，ハヌカがクリスマスに近い行事である。

Christmas（12月25日）

　イエス・キリストの誕生を祝うキリスト教の記念日。「神が人間として生まれてきたこと」を祝うのが本質。
　感謝祭と同様に家族で過ごすのが一般的である。たとえば感謝祭で夫の実家に帰った場合，クリスマスは妻の実家のように分けて帰る人もいる。クリスマスにはほとんどの店が休むのでとても静かである（ユダヤ人のレストランはOpenしている）。感謝祭頃からクリスマスにかけて，家々で電飾が飾られる。日本の年賀状に相当するグリーティングカードが，クリスマス前に交換される。キリスト教でない人は，「Merry Christmas」など宗教的な言葉を使わずに，「Happy Holidays」などを選ぶ。

米国ジェネリック薬の実情

1. 米国ジェネリック薬を取り巻く状況

　2013年，米国でがんや感染症などの生命に危険を及ぼす恐れのある約300品目で医薬品が不足し，2015年の時点でも完全解消はしていない。IMS institute のレポートによると8割以上はジェネリック薬であり，その中では注射剤が8割以上を占める。その影響は大きく，患者が治療を受けられず，慣れない代替品処方の調剤ミスが起こり，価格が高騰して80倍になっている医薬品もある。

　医薬品不足の主な原因としては，需要増に製造施設増が追いついていない，品質，コンタミネーションなどの製造工程の問題が挙げられている。FDAは，ブランド薬もジェネリック薬も差はないとの考えを示したが，大衆が「ジェネリック薬は品質に懸念のあるもの」と考えている可能性もある。

　この異常な状況にオバマ大統領は2011年10月，FDAに対して26年ぶりに次の内容の executive order を出した。① 製造業者に特定の処方薬の不足の可能性を早く報告させる，② 不足する処方薬の製造開始・変更申請の審査をスピードアップすること。この要請以降，128品目の不足を防止できた。

　実は医薬品不足の理由は，価格設定に透明性を持たせようとした2003年のMedicare Modernization Act に関連している。この法律により医薬品価格が下落して，多くのジェネリック薬は著しく低価格になり，ジェネリック薬企業としては，市場に留まるインセンティブが減ってしまったのである。

　ジェネリック薬の不足の問題は，一見解決の方向に向かっているようにも思われるが，価格が下落し申請にも費用がかかる今後，ジェネリック薬の将来はどうなっていくのだろうか？　本章でジェネリック薬を取り巻く米国の状況を紹介する。

1-1. ジェネリック薬とは

　薬の名前には，一般名と商品名の2種類がある。一般名は薬の有効成分につけられる名前で，商品名は作っている製薬会社，薬の含有量，製剤によって異なる販売名である。ジェネリック薬は，商品名ではなく有効成分の一般名（generic name）で処方されることからそう呼ばれる。

　ジェネリック薬は，ブランド薬の特許が切れた時点で，そのブランド薬との生物学的同等性を証明し，ANDA（Abbreviated New Drug Application：簡易申請）申請を行う。

1-2. 米国ジェネリック薬の歴史

1-2-1. ジェネリック薬誕生

　米国では当初，医薬品は安全性が証明されれば許可されていたが，1962年以降有効性の立証も要求されるようになり，ANDA申請が生まれた。ANDA申請は，1970年からは科学的に同等だけではなく，生物学的にも同等であることを求められた。

1-2-2. メディケアによるジェネリック薬の促進

　1966年に初めての公的医療保障制度のメディケアが誕生し，経費償還制（経費すべてを請求）であったために，1980年代には医療費が年率18%の著しい増加となった。そのため，医療費低減策として，代替製剤や一般名処方といったジェネリック薬の促進が始まった。

　メディケイド（低所得者医療扶助制度）では，薬剤師は処方せんにD.A.W.（Dispense As Written）と記載されない限り，ブランド薬からジェネリック薬に代替調剤できる。

1-3. オレンジブックの発刊

　州ごとに医薬品リストを作成していたが，統一されたものはなく，FDAは1979年に「オレンジブック」を発刊した（図1）。1984年に施行された「価格競争および特許期間回復法（Hatch-Waxman法）」により，FDAはANDA申請が可能な医薬品のリストを正式に公表することになった。これにより，ジェネリック薬の品質保証が行われ，薬剤費の削減につながった。

米国ジェネリック薬の実情

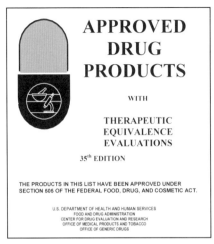

図1. オレンジブックの表紙

オレンジブックは，① 承認された治療的に同等な処方薬，② 承認された一般薬（OTC 薬），③ CBER での承認医薬品，④ 承認されたが発売されないか販売中止となった医薬品，という4つのパートから構成され，下記 PDF で薬剤検索できる。

http://www.fda.gov/downloads/Drugs/DevelopmentApprovalProcess/UCM071436.pdf

1970 年代まで，薬剤師はブランドネームが記載された処方せんを他の製品に換えることはできなかったが，1979 年からはジェネリック薬に限り可能となった。薬剤師は，製品がジェネリック薬かブランド薬かを知るために「オレンジブック」を参照する。

ジェネリック薬を，ブランド薬と生物学的に同等であるものを "A"，生物学的に同等でないものを "B" にランクづけしている（図2）。詳細は後述する。

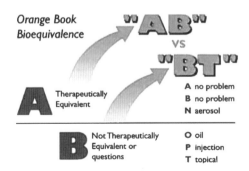

図2. オレンジブックによるジェネリック薬のカテゴリー分け
（A：生物学的に同等，B：同等ではない）

「A」のジェネリック薬は同種のジェネリック薬に換えられるが、「B」に指定されたブランド薬はジェネリック薬とは生物学的に同等ではないので、薬剤師が勝手に換えることはできない。

1-4. ジェネリック薬ユーザーフィー法制定

処方せん薬ユーザーフィー法（PDUFA）やジェネリック薬ユーザーフィー法（GDUFA）など関連法を包含した「2012年食品医薬品局 安全およびイノベーション法」の最終法案が2012年6月米連邦議会上院を通過した。

米国ジェネリック協会の理事長は、「これは、ジェネリック薬の隆盛の契機となった1984年のHatch-Waxman法制定以来、米国のジェネリック薬供給システムにとっては歴史的に最も重要な法制化」と称賛した。

この法案によりジェネリック薬の申請には費用が発生し、その財源で審査期間を処方せん並みに短期間にしようとするものである。大手ジェネリック薬企業は歓迎しているが、小企業にとっては負担増となる申請費用が重くのしかかる。

1-5. ジェネリック薬の種類と申請まで

1-5-1. 他社ブランド薬に対するジェネリック薬

Hatch-Waxman法505条の規定に従い、ブランド薬企業以外の企業は、以下の4つのケースの場合ジェネリック薬を申請できる。

(1) ブランド薬に関する特許情報はFDAに提出されていない（paragraph I）
(2) ブランド薬の特許はすでに有効期限が切れている（paragraph II）
(3) 今後特定の日付にブランド薬の特許の有効期限が切れる（paragraph III）
(4) ブランド薬の特許が無効・法的強制力がない、またはジェネリック薬の製造・使用・販売によって特許が侵害されることはない（paragraph IV）

法的事例になるのは(4)のケースで、ANDAを申請するジェネリック薬企業が、paragraph IV特許証明書をFDAに提出した場合のプロセスは後述する。

1-5-2. 自社ブランドの公認ジェネリック薬

先発企業は上記の180日間の独占販売に対抗するために、子会社や他企業に販売権を与えて、ジェネリック薬と並行して販売する策がauthorized generic（公認ジェネリック）である。

180日間の独占販売期間が終了した後は,複数のジェネリック薬による競合が始まるため,1年でほとんどジェネリック薬に置き換わる。よって,公認ジェネリック薬の発売期間はせいぜい1年となる。

1-6. 505(b)(1),505(b)(2),505(j) 申請の違い
1-6-1. 申請薬剤による区分
FDAへの薬剤の申請方法は,大きく分けて3つある。Section 505(b) は新薬NDA申請で,505(b)(1) と 505(b)(2) がある[1]。

(1) 505(b)(1)

505(b)(1) は新規有効成分(new molecular entity)の申請の場合で,RLD(Reference Listed Drug)と呼ばれる。

(2) 505(b)(2)

505(b)(2) は,505(b)(1) からの次のような変更製剤である。
・用法・用量：1日2回投与から1回投与,高用量か低用量
・活性原体：塩,エステル,ラセミ,エナンチオマー
・新規効能：剤型が同じで別効能
・新規物質：RLDのプロドラッグ,代謝活性体
・剤　　型：経口剤から局所用剤,ローション剤からフォーム剤,即時放出製剤から徐放製剤
・配　合　剤：許可薬同士
・505(j) に非該当：新規賦形剤

(3) 505(j)

505(j) は,ANDA申請される薬剤で,ジェネリック薬のことである。ジェネリック薬は「ブランド薬と有効成分が同一であって(same active ingredient),用量・濃度(same strength),投与経路(same route of administration),剤型(same dosage form),効能および効果(same indications)が同一である医薬」でなければいけない。

1-6-2. ANDAと505(b)(2) の申請データの違い(表1)
(1) CMC

ＡＮＤＡ：1バッチの3ヵ月の実測データと3ヵ月の加速試験
505(b)(2)：3バッチの12ヵ月の実測データと6ヵ月の加速試験

（2）安全性試験
ＡＮＤＡ：必要なし
505(b)(2)：RLD からの変更に伴う毒性試験が必要
（3）PK 試験
ＡＮＤＡ：空腹時の単回投与後の生物学的同等性試験が必要
505(b)(2)：空腹時と食後の単回投与後の生物学的同等性試験が必要
（4）有効性試験
ＡＮＤＡ：必要なし
505(b)(2)：RLD からの変更に伴う臨床試験が必要
（5）申請料
ＡＮＤＡ：必要なかったが，2012 年 10 月より 6 万 3860 ドル必要
505(b)(2)：216 万 9100 ドル必要。関連子会社の従業員を含み，総従業員数が 500 名以下の企業が初めて FDA に新薬の承認申請を行う場合には，1 回目のみ手数料の支払いが免除となる
（6）独占権
ＡＮＤＡ：最初の申請者は 180 日間
505(b)(2)：3 年間
（7）ラベリング
ＡＮＤＡ：RLD と同じで，RLD の独占的な効能はリストできない
505(b)(2)：RLD と同じだが，臨床的に証明されていれば新規効能を追加できる

表 1. ANDA, 505(b)(2) と 505(b)(1) の開発プロセス等の比較[1]

	ANDA	505(b)(2)	505(b)(1)
製剤設計	○	○	○
非臨床毒性試験	×	○	○
製造 / 安定性試験	○	○	○
pre-IND ミーティング	×	○	○
PK 試験	○	○	○
臨床試験	×	○	○
pre-NDA ミーティング	×	○	○
申請料	×	○	○
独占権	×	○	○
ラベリング	×	○	○

○：必要，可能，×：不必要，不可能

1-6-3. 承認期間と開発経費

ANDA申請には，ヒト血中濃度をブランド薬と比較する生物学的同等性試験，安定性試験，溶出性試験等を実施すれば，約2年で承認される。開発経費も何十分の1で済む[1]（表2）。

表2. ANDAと505(b)(2)の開発期間とコストの比較[1]

	推定期間	推定コスト
ANDA		
－生物学的同等性試験	4－6ヵ月	$0.5－1MM
－申請資料作成	2－3ヵ月	
－審査期間	＞18ヵ月	
505(b)(2)		
－臨床試験	24－48ヵ月	$5->10MM
－生物学的同等性試験	4－6ヵ月	$0.5－1MM
－申請資料作成	6－10ヵ月	$1.5MM
－審査期間	10ヵ月	

1-7. ジェネリック薬の普及率

米国では，ジェネリック薬の普及率は数量で86％（2012年）[2]（図3），医薬品売上総額に占める割合は22％である。薬価はブランド薬価格の20～50％になる。

一方，日本ではジェネリック薬の普及率は数量ベースで55％と低く，医薬品売上総額に占める割合ではさらに低く13％になる（2014年）[3]。薬価はブランド薬価格の30～70％（平均50％）になる。

米国は1984年にはまだ普及率が19％だったので，このジェネリック薬の急速な普及にはPBM（Pharmacy Benefit Management：薬剤給付管理）が貢献したといわれている。米国にこの仕組みがなければ，ジェネリック薬の普及は現在でも40～50％くらいにしかならなかったのではないかとの指摘もある。日本でもPBMの仕組みを取り入れている健保組合があるが，その効果はまだ検証されていない。

1-8. ジェネリック薬企業の動向

2014年のジェネリック薬売上高の上位5社は，Teva Pharmaceuticals USA, Mylan, Actavis（前Watson Pharmaceuticals），Sandoz（Novartis），Par Pharmaceuticalである。2014年より，M&Aが活発となりジェネリック薬に特化したい企業と切り離したい企業があり，順位の変動もめまぐるしくなるであろう。

1-9. 米国ジェネリック薬の現状
1-9-1. 基本特許切れ2010年問題

世界の大手新薬企業には，2010年・2014年問題という大問題が存在しており，この両年に大型医薬の基本特許権が，米国をはじめとして相次いで特許切れとなった。

2011年に特許切れを迎えた製品の2010年米国売り上げTop 5は、Lipitor®／Pfizer（72億ドル），Advair Diskus®／GSK（47億ドル），Zyprexa®／Eli Lilly（30億ドル）、Levaquin®／Ortho-McNeil-Janssen（15億ドル）、Xalatan®／Pfizer（7億ドル）である。

特に米国においては，FDAがジェネリック薬の推進を図っていることに起因して，特許切れになりジェネリック薬が上市すると，半年間でシェアの70％程度はジェネリック薬に侵食され，価格も半分以下になるので，大手新薬企業には深刻な事態である。

1-9-2. Lipitor®のジェネリック薬に対抗するPfizer社の秘策

15年間，毎年世界で120億ドル以上の売り上げをPfizer社にもたらし続けた高脂血症治療薬Lipitor®が2011年11月で特許切れとなった。2012年5月頃からジェネリック薬が市場に出てきて，Lipitor®にはかなりの値下げが行われている。

従来であれば，低価格のジェネリック薬に対抗するため，メディアで患者向けに「Lipitor®の継続使用」を訴えるキャンペーンを展開するのが通常である。

しかし，Pfizer社は医療保険会社と交渉し，「5月に登場するジェネリック薬を採用せず保険でカバーしなければ，Lipitor®の大幅な値下げを行う」という新手の提案を行った。米国のマネージドケア型保険ならではの絶大な効果を発揮する新型のディールである。

1-9-3. ジェネリック薬の欠品状況

米国における進行中の医薬品の欠品数は2007年の40件から，年々増加を続けており，2012年には261件に達し，2013年には300件を超えた。本章の冒頭でも述べた通り，欠品の多くは注射剤である。

GPhA（アメリカ後発品医薬品協会）によれば，一般的な医薬品に関しては10社以上の企業が製造をしているため，仮に1社で欠品があっても，他の企業が供給を補うことができる。これに対して，ジェネリック薬の注射剤に欠品

が多いのは製造企業数が1～2社，多くても4社程度のことが多く，製造企業数が少ないために1社が欠品を起こすと市場全体での欠品につながりやすいためである。

米国会計検査院のレポートによると，欠品の理由としては，細菌・ガラスの混入等の品質の問題が40％，製造の遅れ・供給能力の問題が30％，製品の製造中止が12％，APIの問題が9％となっており，品質の問題と供給能力の問題が大きな割合を占めている。

2. 米国でのジェネリック薬の開発と申請

ジェネリック薬は，すでに承認済みのブランド薬の特許が切れた時点で，そのブランド薬との同等性を証明しANDA申請して承認を取れば，製造・供給できる。

ジェネリック薬の定義は「ブランド薬と有効成分（active ingredient）が同じで，用量・濃度（strength），投与経路（route of administration），剤型（dosage form），効能および効果（indications）も同一である医薬」である。

以上の基準が同じであっても，製剤からの有効成分の溶出性や生体への吸収率が異なることがある。以下に，ANDAの有効性パートに必要な試験内容に関して記述する。

2-1. ANDAの有効性試験
2-1-1. Bioequivalenceに関連する用語
（1）Pharmaceutical equivalence（製剤学的同等性）

ブランド薬と同じ有効成分，剤型，投与経路および同じ用量，濃度であれば製剤学的に同等とみなす。同じ剤型の中に同量の賦形剤（ingredient）を含まなくてはならない。しかし，形状（shape），溶出機序（release mechanism）と包装（packaging）は，異なってもよい。

（2）Pharmaceutical alternative（製剤学的代替物）

ブランド薬と比較し，化合物の一部が塩・エステル違いあるいはこれらの混合物であれば別化合物である。

（3）Therapeutic equivalence（治療学的同等性）

ブランド薬と製剤学的・生物学的に同等で安全性と有効性も差がなく，ラベリングも同じでcGMPに準拠し製造されているものを治療学的に同等である

という。すなわち，ジェネリック薬も同じ臨床効果と安全性のプロファイルを示す必要がある。

(4) Bioavailability（生物学的利用率：BA）

有効成分が製剤から溶出し，全身循環に利用される量と速度を示す。

(5) Bioequivalence study（生物学的同等性試験：BE）

同じ有効成分を含む2つの製品あるいは製剤のBAを比較し，最高血中濃度到達時間（Tmax），最高血中濃度（Cmax）と血中薬物濃度時間曲線下面積（AUC）のデータがほぼ同じであれば生物学的に同等であるという。BEはin vivo／in vitro試験，比較臨床試験あるいはPK試験によって証明される。

2-1-2. 剤型別の推奨BE試験

剤型により実施すべきBE試験が異なる。「21 CFR 320.24 Types of evidence to measure bioavailability or establish bioequivalence[4)]」に記載される方法で最も正確で感度よく再現性のあるBA／BE試験を実施しなければならない。

(1) In vivo pharmacokinetic studies（動態試験）

有効成分が全身吸収され血中移行する製剤の場合にはヒト動態試験が行われ，時間の関数として通常血中・血漿中濃度が測定される。

(2) In vivo pharmacodynamic studies（薬効試験）

有効成分が全身吸収されずに局所で作用を示す製剤は，BA試験は局所で実施されるが，BE試験は動物またはヒト薬理試験により行われ，時間の関数として急性の薬理効果が指標とされる（例：ステロイド局所用剤等）。用量効果試験を実施して，感度の良い用量でのブランド薬との比較が望ましい。

(3) In vivo comparative clinical studies（比較臨床試験）

上記2つの方法に正確性，感度や再現性に問題があるか，薬物分析方法がない場合には，ヒト比較臨床試験が行われる（例：皮膚科・眼科・耳鼻科用サスペンジョン，吸入剤等）。

(4) In vitro comparative studies（in vitro比較試験）

水性製剤は取り扱いやすいので，in vitro比較試験が行われる（例：眼科・耳鼻科・局所用・経口水性製剤）。

2-2. BE試験の実施

BE試験の実施には，「21 CFR 320.26 Guidelines on the design of a single-dose in vivo bioavailability or bioequivalence study[4)]」と「Guidance for industry : bioavailability and bioequivalence studies for orally administered drug product – general considerations[5]」を参照する。

2-2-1. 方法

試験デザイン，サンプリング時間や分析方法の決定のために，パイロット試験の実施が推奨される。

(1) 試験デザイン

一般的に BE 試験は，胃内の pH・運動性等の個体変動を考慮し，single-dose, two-way crossover, fasting study が行われる。BA 試験の結果により，薬物の特性に応じた次の試験デザインが薦められている。

1) 半減期が長い薬物（> 24hrs）：single-dose, parallel, fasting study
2) 測定値のバラツキが大きい薬物：single-dose, replicate, fed study
3) 低感度・非線形動力学：multi-dose, two-way crossover, fasting study

18 歳以上の男女正常ボランティア（10 人から 30 人）を対象として試験を行う。ジェネリック薬，ブランド薬に複数用量ある場合には，最高濃度を使用する。

(2) サンプリング

サンプリングは半減期（T1/2）の 3 倍以上の時間で，経時的に 0 時間を含め計 12 以上の時点で行う。

2-2-2. 結果の解釈

BE の統計的判断基準は，ブランド薬に対するジェネリック薬の示す Cmax, Tmax および AUC の同等性によって評価し（図 3），BA の平均値の 90% 信頼区間が 80% から 125% の範囲内でなければならない[6]。

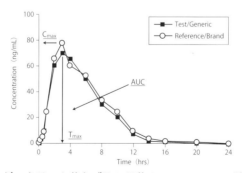

図 3. ジェネリック薬とブランド薬の bioavailability 試験例[6]

BE 試験結果の解釈を図 4 に示した。a) のケースは 90% 信頼区間が 80% から 125% の範囲内にあり，明らかに BE が証明されている。b) のケースは平均値が 80% から 125% の範囲内にあるが，90% 信頼区間が範囲外であるので BE が証明されていない。c) は平均値も 90% 信頼区間の片側も範囲外であるので，BE が証明されていない。d) のケースは平均値も 90% 信頼区間の両側も範囲外であるので，生物学的非同等性（bioINequivalence [7],[8]）が証明されたと解釈する。

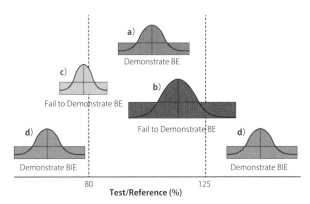

図 4．ジェネリック薬のブランド薬に対する bioavailability 試験結果の評価[6]

2-3．BE 試験の免除

ヒト BE 試験の実施をできるだけ回避することを目的に，次の 2 つのケースは BE 試験が免除（biowaiver）される（21 CFR 320.22 Criteria for waiver of evidence of in vivo bioavailability or bioequivalence [4]）。

2-3-1．水性製剤

以下に示す水性製剤は BE 試験が免除されるが，懸濁液は免除されない。

（1）Aqueous parenteral solution（水性点滴製剤）
（2）Solution for oral use（水性経口製剤：シロップ，エリキシル剤，チンキ剤）
（3）Ophthalmic or otic aqueous solution（眼科用・耳鼻科水性製剤）
（4）Topical aqueous solution（局所水性製剤）
（5）Aqueous nebulizing inhalations or nasal sprays（水性吸入・鼻スプレー）

2-3-2．速溶の経口固形製剤

溶出性（dissolution）の良い薬剤である IR 製剤（Immediate Release：経口

固形剤で表示量の 85% 以上が 30 分以内に溶出するもの）は，有効成分の水への溶解度（solubility）と膜透過性（permeability）に基づき Biopharmaceutics Classification System[9]（BCS）により 4 つのクラスに分類され（**図5**），高い溶解性と高い膜透過性を示す Class 1 であれば BA と BE が免除される「Guidance for industry : Waiver of in vivo bioavailability and bioequivalence studies for immediate-release solid oral dosage forms based on a biopharmaceutics classification system[10]」。

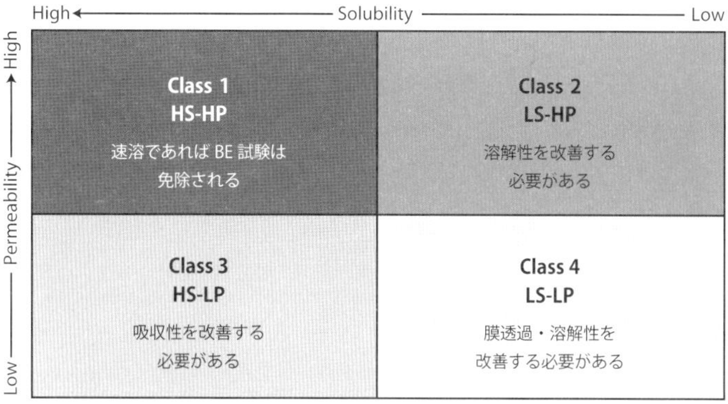

	High ← Solubility → Low	
High ↑ Permeability ↓ Low	**Class 1** HS-HP 速溶であれば BE 試験は免除される	**Class 2** LS-HP 溶解性を改善する必要がある
	Class 3 HS-LP 吸収性を改善する必要がある	**Class 4** LS-LP 膜透過・溶解性を改善する必要がある

図 5. 薬物の Biopharmaceutics Classification System
（BCS：溶解度と膜透過性）による 4 分類[9]

この考え方は，ANDA だけではなく NDA や一部変更承認申請（SUPAC：Scale-Up and Post-Approval Changes）にも適用できる[11]。

この根拠は，「ブランド薬がヒトによる臨床試験で有効性が確認されていること，ジェネリック薬の溶出プロファイルが一定の範囲内にあればブランド薬と生物学的に非同等である確率は少ない」という科学的・経験的な事実に基づいている。

BCS に基づく BA ／ BE 試験ウェーバーの例外として，治療用量域が狭い薬物は適用されない可能性が高く[7]，舌下錠や口腔錠等の口腔内で吸収される薬剤も適用されない。

2-3-3. 3 つのパラメーターの定義[10]

(1) 溶解度

ヒトへの最高投与量が pH 1 〜 7.5 の緩衝液 250mL に溶解すると，高い溶解度を有すると考える。

(2) 透過性

　ヒトでの BA が 90% 以上を示すとき，その薬物は透過性が高いと考える。

(3) 溶出性

　表示量の 85% 以上が 30 分以内に溶出する製剤は，速溶製剤と定義する。

2-3-4．BE 免除に必要な試験・データ [10]

　BCS に基づいて ANDA のバイオウェーバーをリクエストするためには，次のデータを Office of Generic Drugs（後発品医薬部：OGD），Division of Bioequivalence に提出しなければならない（注：NDA は Office of Clinical Pharmacology and Biopharmaceutics に提出）。

(1) 高い溶解度であることを示すデータ
- 溶解度測定法の概略
- 薬物の物理化学的性質
- 最高用量の水への溶解度と試験成績
- pH －溶解度プロファイルの図

(2) 高い膜透過性を持つことを示すデータ
- ヒトでの薬物動態試験の方法と成績
- 膜透過性試験の方法と成績
- 選択したブランド薬のリストと吸収量と透過率の成績

(3) 速溶製剤であることを裏付ける溶出性に関するデータ
- 速溶製剤の概要
- 溶出の成績
- ブランド薬とジェネリック薬との類似性の根拠となるデータ

2-4．ANDA の申請

2-4-1．申請に必要な資料

　ANDA の申請資料は，「21 CFR part 314 Applications for FDA approval to market a new drug [12]」の「314.94 Content and format of an abbreviated application [13]」を参照して作成する。

2-4-2．CTD による ANDA 申請書概要

Module 1：Regional administrative information：申請書等行政情報および添付文書に関する情報

Module 2：Summary
    2.1 Table of contents：目次
    2.2 Introduction：緒言
    2.3 Quality overall summary：品質に関するサマリー
    2.7 Clinical summary（bioequivalence）：臨床に関するサマリー（BE）
Module 3：Quality：品質に関する文書
Module 5：Clinical study reports：臨床試験報告

2-5．ANDA 有効性試験チェックリスト

ANDA 審査を効率良くするために申請資料のチェックリスト（ANDA filing checklist for completeness and acceptability[14]）が公表されているので，参考にして資料を整備する（表3：Module 2 - quality overall summary パート，表4：Module 2 - BE 試験の clinical summary パート，表5：Module 5 - clinical study reports パート，表6：各種 BE 試験別の資料パート）。

表3．Module 2：Quality Overall Summary のチェックリスト [14]

```
Quality Overall Summary (QOS)

E-Submission: PDF

Word Processed, e.g., MS Word

Additional information regarding QbR may be found at the following link:
http://www.fda.gov/Drugs/DevelopmentApprovalProcess/HowDrugsareDevelopedandApproved/ApprovalApplications
/AbbreviatedNewDrugApplicationANDAGenerics/ucm120971.htm

Question based Review (QbR)

2.3  2.3.S Drug Substance (Active Pharmaceutical Ingredient)
         2.3.S.1 General Information
         2.3.S.2 Manufacture
         2.3.S.3 Characterization
         2.3.S.4 Control of Drug Substance
         2.3.S.5 Reference Standards
         2.3.S.6 Container Closure System
         2.3.S.7 Stability
     2.3.P Drug Product
         2.3.P.1 Description and Composition of the Drug Product
         2.3.P.2 Pharmaceutical Development
             2.3.P.2.1 Components of the Drug Product
                 2.3.P.2.1.1 Drug Substance
                 2.3.P.2.1.2 Excipients
             2.3.P.2.2 Drug Product Oral Solids: Immediate Release or Modified Release
                 (Matrix Technology or Compressed Film Coated Components) tablet scoring
                 data per Draft Guidance for Industry, Tablet Scoring: Nomenclature, Labeling
                 and Data for Evaluation (if applicable)
             2.3.P.2.3 Manufacturing Process Development
             2.3.P.2.4 Container Closure System
         2.3.P.3 Manufacture
         2.3.P.4 Control of Excipients
         2.3.P.5 Control of Drug Product
         2.3.P.6 Reference Standards and Materials
         2.3.P.7 Container Closure System
         2.3.P.8 Stability
```

表4. Module 2：Clinical Summary のチェックリスト [14)]

2.7	Clinical Summary (Bioequivalence) Model BE Data Summary Tables
	http://www.fda.gov/downloads/Drugs/DevelopmentApprovalProcess/HowDrugsareDevelopedandApproved/ApprovalApplications/AbbreviatedNewDrugApplicationANDAGenerics/UCM120957.pdf
	
	** In addition to the standard tables, see the link below for tables specifically designed for in-vitro binding studies **
	
	http://www.fda.gov/downloads/Drugs/DevelopmentApprovalProcess/HowDrugsareDevelopedandApproved/ApprovalApplications/AbbreviatedNewDrugApplicationANDAGenerics/UCM364105.pdf
	
	E-Submission: PDF
	
	Word Processed: e.g., MS Word
	
	2.7.1 Summary of Biopharmaceutic Studies and Associated Analytical Methods
	2.7.1.1 Background and Overview
	Table 1. Submission Summary
	Table 4. Bioanalytical Method Validation
	Table 6. Formulation Data
	Table 10. Study Information
	Table 11. Product Information
	Table 17. Comparative Physiochemical Data of Ophthalmic Solution Products
	
	2.7.1.2 Summary of Results of Individual Studies
	Table 5. Summary of In Vitro Dissolution
	(Include complete comparative In Vitro Dissolution Data (individual) with Certificate of Analysis [CoA] for Test and Reference products including: potency, assay, content uniformity, date of manufacture and lot number)
	Table 9. Reanalysis of Study Samples
	Table 12. Dropout Information
	Table 13. Protocol Deviation
	Table 14. Summary of Standard Curve and QC Data for Bioequivalence Sample Analysis
	
	2.7.1.3 Comparison and Analyses of Results Across Studies
	Table 2. Summary of Bioavailability (BA) Studies
	Table 3. Statistical Summary of the Comparative BA Data:
	  1. Unscaled Average – Table A
	  2. Reference-scaled Average BE Studies – Tables A and B BE Studies
	Table 16. Composition of Meal Used in Fed Bioequivalence Study
	
	2.7.1.4 Appendix
	Table 15. SOPs Dealing with Bioanalytical Repeats of Study Samples
	
	2.7.4 Summary of Clinical Safety
	2.7.4.1.3 Demographic and Other Characteristics of Study Population
	Table 7. Demographic Profile of Subjects Completing the Bioequivalence Study
	
	2.7.4.2.1.1 Common Adverse Events
	Table 8. Incidence of Adverse Events in Individual Studies

表5. Module 5：Clinical Study Reports のチェックリスト [14)]

5.2		Tabular Listing of Clinical Studies

5.3	5.3.1	**Bioavailability/Bioequivalence**
		1. Formulation data same?
		  a. Comparison of all Strengths (proportionality of multiple strengths)
		  b. Parenterals, Ophthalmics, Otics and Topicals (21 CFR 314.94 (a)(9)(iii)-(v))
		2. Lot Numbers and strength of Products used in BE Study(ies)
		3. Study Type: IN-VIVO PK STUDY(IES)
		(Continue with the appropriate study type box below)

	*	See Module 2.7 Clinical Summary for placement of BA/BE Summary for tables 9 – 16.
		
		The study data that support the BA/BE summary tables should be provided in the corresponding sections below:
		  5.3.1.2 Comparative BA/BE Study Reports
		  5.3.1.3 In Vitro-In Vivo Correlation Study Reports (exception: all dissolution data should be placed in 2.7)
		  5.3.1.4 Reports of Bioanalytical and Analytical Methods for Human Studies
		
		Case Report Forms should be placed under the study to which they pertain, and appropriately tagged. Refer to The eCTD Backbone File Specification for Study Tagging
		http://www.fda.gov/downloads/Drugs/DevelopmentApprovalProcess/FormsSubmissionRequirements/ElectronicSubmissions/UCM163560.pdf

表6. 各種BE試験の申請資料のチェックリスト [14]

5.4	Literature References		
	Possible Study Types:		
Study Type	IN-VIVO BE STUDY(IES) with PK ENDPOINTS (i.e., fasting/fed/sprinkle) 1. Study(ies) meets BE criteria (90% CI of 80-125, Cmax, AUC) 2. In-Vitro Dissolution		
Study Type	IN-VIVO BE STUDY with CLINICAL ENDPOINTS		
	Division of Clinical Review Consult Complete	☐ Yes	☐ No
Study Type	IN-VITRO BE STUDY(IES) (i.e., in vitro binding assays) 1. Study(ies) meets BE criteria (90% CI of 80-125) 2. In-Vitro Dissolution		
Study Type	NASALLY ADMINISTERED DRUG PRODUCTS Refer to the attached links for Nasal Product BE Tables: http://www.fda.gov/downloads/Drugs/DevelopmentApprovalProcess/HowDrugsareDevelopedandApproved/ApprovalApplications/AbbreviatedNewDrugApplicationANDAGenerics/UCM209446.pdf AND http://www.fda.gov/downloads/Drugs/DevelopmentApprovalProcess/HowDrugsareDevelopedandApproved/ApprovalApplications/AbbreviatedNewDrugApplicationANDAGenerics/UCM271017.pdf		
	Division of Bioequivalence Consult Complete	☐ Yes	☐ No
Study Type	IN-VIVO BE STUDY(IES) with PD ENDPOINTS (e.g., topical corticosteroid vasoconstrictor studies) Division of Bioequivalence Consult Complete	☐ Yes	☐ No
Study Type	TRANSDERMAL DELIVERY SYSTEMS		
	Division of Clinical Review Consult Complete	☐ Yes	☐ No

2-6. 特許状況資料

2-6-1. 証明書の添付

「Hatch-Waxman法」505条の規定に従い，ANDAにはブランド薬の特許の状況を説明する4種の証明書のいずれかを添付する必要がある（Federal Food, Drug, and Cosmetic Act section 505(j)）

(1) ブランド薬に関する特許情報はFDAに提出されていない（paragraph I）
(2) ブランド薬の特許はすでに有効期限が切れている（paragraph II）
(3) 今後特定の日付にブランド薬の特許の有効期限が切れる（paragraph III）
(4) ブランド薬の特許が無効，法的強制力がない，またはジェネリック薬の製造・使用・販売によって特許が侵害されることはない（paragraph IV）。

2-6-2. Paragraph IV 証明書提出後のプロセス

ブランド薬を開発した企業は，NDA申請時にFDAに特許情報を提出する。ANDAを申請するジェネリック薬企業が，paragraph IV 特許証明書（paragraph IV certification）をFDAに提出した場合，特許権者であるブランド薬企業に通知される。証明書を提出した最初のジェネリック薬企業に「180日のジェネリック薬独占期間：180-day generic drug exclusivity period」が与えられる。そのような通知を受けて，ブランド薬企業がジェネリック薬企業に特許侵害訴訟を45日以内に提起するとジェネリック薬企業のANDAの承認は30ヵ月間延期される。つまりジェネリック薬との競争が30ヵ月間避けられるため，「30ヵ

月不競争期間：30-month stay of FDA's generic drug approvals」と呼ばれる。

　この訴訟でジェネリック薬企業が勝つか，ないしは30ヵ月が経過すれば自動的にジェネリック薬を売ることができ，180日間の独占販売期間を得られる。この期間，他の企業はANDAの認可を得ることができない。なお，ブランド薬の特許存続期間中に，ジェネリック薬企業がANDAに必要な試験を行うことは，特許権の侵害ではない（Bolar条項）。

　この手の特許関連の訴訟では示談が成立することが多く，ブランド薬企業がジェネリック薬企業に和解金を支払う形を取ることがある（reverse payment）。その結果，ブランド薬企業はジェネリック薬企業にparagraph IIIに切り替えることを依頼し，ジェネリック薬の参入を遅らせて現行薬の独占を続けることができる。

　FDAがブランド薬の特許などの独占販売権が失効する前にANDA申請を承認することがある。これを「暫定承認」という。ブランド薬の独占販売権が終了するまでジェネリック薬は販売できないことを意味し，最終的な承認とはみなされない。

2-6-3．ANDAの審査プロセス

　申請者はANDA申請前にFDAとmeetingを行い，申請データ・資料の不足の有無の確認後，ANDAを後発品医薬部（OGD）に申請する。FDAはまず申請資料が審査に十分で適切な資料かどうかを検討し，申請を受理するかどうかを審査する。もし，申請資料が不十分であれば，不足しているデータの項目が記載された申請拒絶のレターを申請者に送付する（図6）。

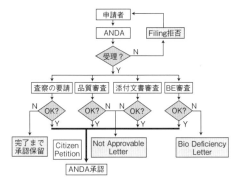

図6．ANDAの審査プロセス（Y：Yes，N：No）[6]

申請が受理されると医薬品評価研究センター（Center of Drug Evaluation Research：CDER）にて，品質に関する化学的・微生物学的資料，生物学的同等性資料，添付文書等の表示に関する資料，工場査察に関する資料等が審査される。

CMC関連申請書類は，質問形式で審査が行われる（question-based review）。申請資料に基づいて，ジェネリック薬が一貫した管理下で製造されるかどうか，製造法・原料規格・管理，無菌工程とバリデーション，容器・密栓系，安定性等について審査される。ICH Q8（製剤開発），Q9（品質リスクマネジメント）およびQ10（医薬品品質システム）のICH Qトリオの品質システムが構築されているかも審査される。

さらに，査察を受けて適格性が認められると承認される。承認されれば，約1ヵ月後にオレンジブックに収載される。

2-7．承認後のオレンジブック掲載

オレンジブックの正式名称は「Approved drug products with therapeutic equivalence Evaluations」で，FDAは承認されたすべての医薬品について，承認日，効能効果，用法用量，適応症等を掲載している。

ジェネリック薬企業にとって重要な情報としては，ブランド薬の特許範囲，満了日などの特許内容を開示している。

もう一つの重要な役割は，ジェネリック薬の治療上の同一性を区分している点である（表7）。ブランド薬との生物学的同等性が示されれば区分「A」に指定される。すなわち，有効成分，剤型，含量，投与経路，生物学的同等性が示された場合である。区分「A」のサブタイプにはAA，AB，AN，AO，AP，

表7．治療学的同等性評価コード（FDA therapeutic equivalence evaluation codes）[15]

治療学的同等性評価コード	内容
「A」：治療学的に同等である	
AB（経口剤）	生物学的同等性試験に適号している
AN（エアロゾール）	有効成分，含量，剤型が同じであれば，生物学的同等性試験は免除され，治療上の同一性が認められる。
AO & AP（注射剤）	
AT（外皮用剤，点眼剤，点耳剤等）	
「B」：治療学的に同等でないと考えられる	
BD，BP	同等性の試験上の問題があり，再実施の必要あり。
BC（持続製剤）	治療剤自体が異なるので治療学的に同等でないと考えられる。
BE（遅延製剤）	
BT（注射剤，外皮用剤，点眼剤，点耳剤等）	異なる剤型等で生物学的に同等ではないと判断された製剤。
BX	治療学的同等性の判断のためFDAの再調査が必要。

AT がある。

区分「B」は，有効成分・剤型がブランド薬と同一であるが，生物学的同等性試験では同一性が証明できない品目が該当する。区分「B」には，BC, BD, BE, BN, BP, BR, BS, BT, BX がある。

区分「A」とされたジェネリック薬は，薬局で処方医師の許可なく変更できるが，区分「B」の品目は処方医師の許可が必要となる。したがって，ジェネリック薬にとって「A」に指定されなければ，処方される機会が少なくなる。

このオレンジブックは，医療関係者のジェネリック薬を選択する際の重要な指針の一つとなり，ジェネリック薬の製品としてのブランドが確立し，広く普及する結果となっている。

3. 関連情報

3-1. FDA，ジェネリック薬添付文書の改定を提案（2013）

FDA は，ジェネリック薬企業に安全性で問題が生じた際に，当該企業のジェネリック薬の添付文書に直ちに安全性情報を掲載することを認めるよう規制の改定を提案した。

ジェネリック薬の添付文書の安全性情報については，現在，ブランド薬の内容と同じとすることが義務づけられている。今回の改定案では，ジェネリック薬に有害事象など問題が生じた際に，FDA がその問題を検討する前に自発的に改定を行い，安全性問題を医療関係者・消費者へ迅速に伝達できるようにする。

今後，これが実施に移されると，ジェネリック薬企業は，改定した事実をブランド薬企業に報告することが義務づけられる。

米国で発行される処方せんの 80% 以上はジェネリック薬である。FDA は，製品安全性情報を正確かつ最新にして，医療関係者や消費者への透明性を向上させ，副作用の防止に役立てようと考えている。

3-2. ジェネリック薬の使用により医療費2390億ドルを節減（2014）

2013 年にはジェネリック薬の使用により 2390 億ドルの医療費が節減でき，2012 年と比較して 14% の増加となり，ジェネリック薬の使用がより普及していることが明らかとなった。

「Hatch-Waxman 法」が 30 周年を迎え，同法が競争を促進することで今日の

ジェネリック業界の隆盛を生み出したといえる。「30年前，誰も米国の医療費を10年間で1兆5000億ドルも節減するとは予測できなかった」と同法の貢献が評価されている。

4. まとめ

　FDAは，2014年5月に「Guidance for Industry；ANDAs: Stability testing of drug substances and products. questions and answers」を公表した。現在は，1バッチでの安全性，有効性，安定性に関するデータの提出でよいが，3バッチ分のデータ提出を義務づけたようだ。これにより，開発に要する時間とコストアップが企業には負担となる。詳細は，以下を参照されたい。

　http://www.fda.gov/downloads/drugs/guidancecomplianceregulatoryinformation/guidances/ucm366082.pdf

　米国ジェネリック薬の市場は約4000億ドルで，その約10%がインドの製薬会社により占められている。この承認基準が厳しくなることにより，ジェネリック市場の勢力図が変わるかもしれない。

■参考文献
1）N Fleischer：ANDA vs 505(b)(2) – When and Why?, The Weinberg Group Seminar 12/21/2011
2）IMS：The US Pharmaceutical Market
　　http://www.goldstandard.com/wp-content/uploads/The-US-Pharmaceutical-Market.pdf
3）首相官邸：武藤正樹，ジェネリック医薬品の新たなロードマップ
　　http://www.kantei.go.jp/jp/singi/gskaigi/working/dai4/siryou3.pdf
4）FDA：21 CFR Part 320, Bioavailability and bioequivalence requirements
　　http://www.accessdata.fda.gov/scripts/cdrh/cfdocs/cfcfr/CFRSearch.cfm?CFRPart=320
5）FDA：Guidance for Industry；Bioavailability and bioequivalence studies for orally administered drug product – general considerations (2002)
　　http://www.fda.gov/downloads/Drugs/DevelopmentApprovalProcess/HowDrugsareDevelopedandApproved/ApprovalApplications/AbbreviatedNewDrugApplicationANDAGenerics/UCM154838.pdf
6）小河貴裕，申請資料の作成の留意点と作成；世界への薬事申請の書き方 成功へのバイブル，pp.286 − 294，技術情報協会，2012
7）LX Yu：BioINequivalence: Concept and definition, ACPS meeting, 19–20，2004

8）FDA：Concept and criteria of bioinequivalence
http://www.fda.gov/ohrms/dockets/ac/04/briefing/2004-4078B1_06_BioINequivalence.pdf

9）GL Amidon, et al : A theoretical basis for a biopharmaceutic drug classification : the correlation of in vitro drug product dissolution and in vivo bioavailability. Pharm Res 12 : 413-420, 1995

10）FDA：Guidance for Industry ; Waiver of in vivo bioavailability and bioequivalence studies for immediate-release solid oral dosage forms based on a biopharmaceutical classification system
http://www.fda.gov/downloads/Drugs/GuidanceComplianceRegulatoryInformation/Guidances/ucm070246.pdf

11）ML Chen, et al : Bioavailability and bioequivalence : An FDA regulatory overview. Pharm Res 18 : 1645-1650, 2001

12）FDA：21 CFR part 314 ; Applications for FDA approval to market a new drug
http://www.accessdata.fda.gov/scripts/cdrh/cfdocs/cfcfr/CFRSearch.cfm?CFRPart=314

13）FDA：21 CFR 314.94 ; Content and format of an abbreviated application
http://www.accessdata.fda.gov/scripts/cdrh/cfdocs/cfcfr/cfrsearch.cfm?fr=314.94

14）FDA：ANDA filing checklist
http://www.fda.gov/downloads/Drugs/UCM320405.pdf

15）FDA：Therapeutic equivalence code
http://www.fda.gov/Drugs/DevelopmentApprovalProcess/FormsSubmissionRequirements/ElectronicSubmissions/DataStandardsManualmonographs/ucm071713.htm

●コラム ～ メリケン文化の豆知識（1）～

　メリケンとは，Americanの古い日本語表記。メリケン粉は海外で機械製粉された荒い小麦粉のことで，国産の小麦粉（うどん粉）と区別して呼ばれた。これから日本とは一味違う米国文化・習慣を紹介したい。

【Driver's License】

　車社会の米国では運転免許証（DL）が身分証明のIDカードにもなっており，国内便にチェックイン時の公式身分証明にもなるほど，携帯すべき必須アイテムの一つである。

　DL取得のためにまず，最寄りのDMV（Department of Motor Vehicle）で筆記試験を受ける。予約は不要でビザ付きパスポートを持参して，テスト代25ドルを支払う。

　三択の48問中42問正解であれば合格である。午前に受けて不合格であっても，午後からの再テストも可能で，1日最大4～5回はチャレンジできる。筆記テストを合格すると仮免許証がもらえ，運転能力の確認はなく，その日からすぐに路上練習ができる。ただ，州免許を持つ成人の同乗が必須である。

　路上実地テスト日には，自分で車を準備する。約15分間の技能テストを行い，合否はその場で判定され，正式な免許証は1ヵ月以内に後日郵送される。車の運転が必須の米国ならではのスピード取得である。

　興味深いのは，飲酒運転は厳罰対象の米国において，飲酒アルコールの量によって必要な時間をおけば運転をしてもよいことである。たとえば，中ジョッキ1杯のビールであれば1時間，体重の重い人は30分の酔い覚ましでOKである。実におおらかな国である。

【Traffic Law】

　日本人旅行者が気をつけないといけない米国違反交通ルールのエッセンス。

・赤信号での右折

　停止線の前で完全停止した後，歩行者，左方向・前方からの車両が来ていないことを確認すれば，赤信号でも右折してもよい。ただし，道路標識に「NO TURN ON RED」と書かれているところは，不可。

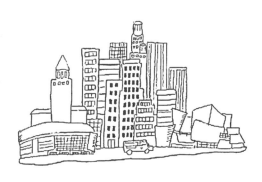

- 踏切

    踏切では安全を確認して，止まらずに走り抜ける。ただし，スクールバス，バス，危険物搭載車はいったん停止する。
- アルコール

    開封済みのアルコールは車内に置かない。
- Carpool lane

    都市部 freeway にあるダイヤモンド（◇）で指定された carpool lane の利用には，1人以上の同乗者が必須である。

【ロサンゼルスの犯罪】

ロサンゼルス市内の犯罪発生件数は，20年前に比べ，殺人，強姦，加重暴行，強盗，侵入等の各分野において，50%〜70%台の減少となっており，治安は大幅に改善している。が，日本に比べるとロサンゼルスの犯罪件数は依然多く，注意が必要である。

- 自動車（auto crime）

    短時間でも車から離れる場合には必ずロックし，車内に貴重品を置かないようにトランクに入れる。カリフォルニア州でのヒッチハイクは違法で，乗せるほうも乗せられるほうも罰せられる。
- 走行中の交通違反（traffic violation）

    パトカーに停められたら，速やかに路肩に停車し車内で待機する。手は見えるところに置き，窓もあけて警察官が見やすいようにする。怪しい行動をすれば，発砲される場合もある。
- 強盗（holdup）

    強盗に遭ったら，無駄な抵抗はせず現金を渡したほうが安全といわれている。自分でポケットやカバンを探って財布を出そうとすると，相手は武器で応戦されると勘違いして襲ってくることがあるので，現金の場所を知らせて相手に取らせたほうが無難。

【生活習慣による注意事項】

1. 子供への体罰が虐待行為と見なされたり，夫婦間の痴話げんかが家庭内暴力として処罰の対象となり得る。
2. ショッピング中，幼児を車の中に残したり，幼児だけを家に残して外出することは，一般に法律で禁止されている。
3. 幼児を車に乗せる際にはチャイルド・シートの使用が義務づけられている。
4. 州により異なるものの，公共の場所はまず禁煙になっている。

【米国のごみ捨て事情】
　市によってゴミの分別ルールがあるが，集合住宅地やビジネスの共同ゴミは分別されないことが多い。そのため，入ればよいといわんばかりに，家具などの租大ゴミが捨てられていることも。事前に指定がない限り，いつでもゴミが捨てられるようになっており，ゴミ処理業者が週に何度かまとめて回収していく。
　一方，持ち家の場合，市や業者から通常ゴミ，リサイクルゴミ，庭ゴミ（芝生や木などを刈ってでるゴミ）の3種類のゴミ箱が支給され，きちんと分けて出すようになっている。回収日はたいてい週1回，家の前にゴミ箱を並べておく。トラックは日本に比べて大きく，ゴミ箱を上に持ち上げ，かぶるように入れていくので騒音も大きい。

【リサイクルゴミ】
　紙，プラスチック，ガラス，電池，アルミ・鉄などの金属などは，リサイクルセンターを利用すると良い。一番手軽なのは，スーパーマーケットの駐車場の片隅などにあるリサイクルのプレハブ。そこにリサイクルゴミを持っていくと，重さを量ってくれ，相当金額分をそのスーパーで利用できる小切手と交換してくれる。場所によっては，無人のドロップボックスや自動販売機型のものが置かれていて，空き缶を入れるとお金が出てくるものもある。ちなみに，ペットボトル・カンは5セントと交換できることが現物に表示されている。

【ガレージセール・ヤードセール】
　ガレージセールは，家やアパートの前で週末の朝から昼過ぎにかけて行われていることが多い。ガレージセールの情報はオンラインだけでなく，スーパーの掲示板や，通りの電柱や壁に看板が出ている。ガレージセールには，掘り出し物探しに情熱をかけている人やプロも多いので，開始後すぐに良いものが売れてしまうことが多い。
　市によってはライセンスが必要で，日時を申告し，手数料を支払う。トーランス市では，同一の敷地内では年に2回までしかセールはできない。ガレージセールのサインを公共の街路樹，電柱，信号のポールなどに掲示するのは違法行為になる。
　アナハイム市では，売られる物は中古品として使用可能な物と定められ，新品を展示，販売目的で置いてはいけない。以上の項目に従わないと違反行為となる。

Ⅵ OTC医薬品の開発

　現在米国市場には，30万種類以上のOTC医薬品が流通しており，治療クラスは80以上に及び約800の主薬が登録されている。日本企業が参入してみたい米国OTC業界，されどハードルが高そうに見えるOTC業界。このトピックスが入門編になれば幸いだ。

1．米国OTC医薬品

　OTC医薬品に関する法律は，FDAが所管する連邦食品，医薬品，化粧品法（Federal Food, Drug, and Cosmetic Act：FD&C Act）である。

1-1．OTC医薬品への要求事項
　OTC医薬品に関する要求事項は，以下の3点である。
（1）安全性と有効性の標準化
　　処方薬と同様の標準化が求められる。
（2）cGMP基準の順守（21 CFR Part 210と211を参照）
（3）21 CFR 201.66に基づくlabeling

　Labeling formatが標準化され「Drug Facts」として表示される。一般消費者にとり，読みやすく理解しやすいように，OTC製品では，ラベルに記載される内容と書式が標準化されている。

1-2．OTC医薬品のlabelingと宣伝
　Labelingへの規制は，記事，印刷物および図表・写真にまで及ぶ。広告宣伝に関しては，「fair and balance」が求められ，benefitsとwarnings／

contraindications の比較を示すことが重要である。

1-3. OTC 医薬品のタイプ

OTC 医薬品には次の2つのタイプ[1] がある（図1）。

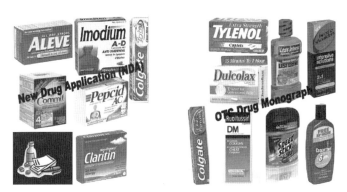

図1．OTC 医薬品のタイプ[1]
（左：OTC NDA, 右：OTC drug monograph）

（1）OTC drug monograph

Monograph に記載された情報に基づいて製造し，承認申請プロセスを経由せずに販売する。

（2）OTC NDA

FDA の CDER に NDA 申請を行って承認を受ける。

OTC 医薬品の大部分が（1）の経路により販売されている。

1-4. OTC drug monograph に基づく医薬品販売

1-4-1. OTC drug monograph とは

Monograph は，薬局市販薬としての承認根拠となるもので，「recipe book」と呼ばれる。OTC 医薬品に含まれる有効成分（active ingredient），用量（dosage strength），剤型（dosage form），適応症（indication），使用上の注意（warning & direction for use）などが含まれている[1]（図2）。

OTC 医薬品の開発

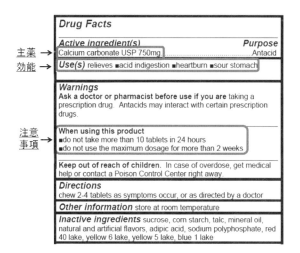

図2. Drug facts の記載事項例[1]

1-4-2. OTC drug monograph の審査

Office of Drug Evaluation IV の Division of Nonprescription Drug Products (DNDP) が責任部門で OTC drug monograph を審査する。特殊データの評価は必要により他部門の審査官に依頼する。

OTC drug に関しての全般論は 21 CFR Part 330 に記載され, 効能別や剤型別の主薬, 賦形剤の許容濃度の情報は, 21 CFR Parts 331 〜 358 に記述されている。

審査のために治療クラスごとに 17 の advisory review panels がある。Panel には, 医師, 薬剤師, 毒性専門家, 製薬企業代表, 消費者代表等 9 人が参加する。

次のような 3 phase の審査過程[1]で法制化されていく (図3)。

(1) Phase 1：ANPR

Expert panel がデータを審議して, 次の 3 つのクラスに分類される。審査結果が「proposed monograph」とともに federal register に公開されて, "Advanced

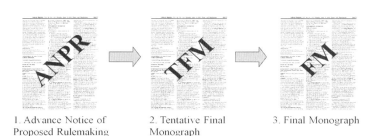

図3. OTC drug monograph の審査過程[1]

Notice of Proposed Rulemaking（ANPR）"となる。そして，FDA は public comments を受け付ける。

・Category I
一般的に安全かつ有効な物質である（Generally Recognized As Safe and Effective：GRASE と呼ばれる）。

・Category II
安全かつ有効な物質とはいえない。

・Category III
安全かつ有効な物質と判断できない。

(2) Phase 2：TFM
FDA はコメントや新しいデータを審査し，"Tentative Final Monograph（TFM）"を発行する。

(3) Phase 3：FM
FDA は再度コメントや新しいデータを審査し，"Final Monograph（FM）"を発行する。

1-4-3. OTC drug monograph の改訂・更新

有効成分の追加や，ラベル変更を含み，最終版 monograph に変更を加えたい場合，FDA に対して請願（citizen petition）を行う。詳細は 21 CFR 10.30 を参照。

Monograph に収録された情報に従って製造された医薬品は，「GRASE」と見なされ，FDA への承認申請を行うことなく，販売することが可能である。

1-5．OTC NDA 申請

1-5-1．OTC NDA 申請タイプ

以下の 3 つのタイプがある。

(1) Prescription-to-OTC switches
処方薬からのスイッチ OTC。
・Full switch：NDA supplement を提出する。
・Partial switch：新しい NDA を提出する。

(2) Direct-to-OTC
直接 OTC 製品として開発。

(3) NDA deviation
OTC drug monograph に問題があり，NDA 申請が要求されるケース。

NDAは，CDER内部の市販薬臨床評価部門（Division of Nonprescription Clinical Evaluation：DNCE）が審査する。

1-5-2. OTC drug monograph と OTC NDA 申請との比較

NDA 申請のために必要なデータは，個々の OTC 医薬品の現状の開発状況によって異なるので（表1），事前に該当する治療クラスの部門担当者に確認する。

NDA による申請の場合，医薬品と同様 PDUFA に基づき，審査手数料を FDA に支払う必要がある。医薬品と同様，総従業員数が 500 人以下の企業が初めて FDA に申請を行う場合には，手数料が不要となる。

表1. OTC drug monograph と OTC NDA 申請との比較[1]

OTC Monograph process	NDA Process
事前申請許可は不必要	事前申請許可が必要
審査過程が公開	審査過程は非公開
主薬はOTC薬のcategoryに属する必要あり	主薬は処方薬のcategoryに属す
User feeは不必要	User feeは必要かもしれない
市場独占権なし	市場独占権あり
FDA review timelineの制限なし	FDA review timelineの制限あり
臨床試験は必ずしも必要ない	臨床試験は必要かもしれない ・ラベル記載事項と使用に関する試験

1-6. 日本からの米国 OTC 申請，輸出に関しての注意事項

1-6-1. 企業登録および医薬品リストの提出

外国企業は米国内の企業と同様に，FDA に企業登録を行う必要がある。企業登録は医薬品の FDA 承認取得など，日本からの輸出が可能になった時点で迅速に行う。外国企業は企業登録の際，本社情報（社名，住所，電話番号や E メールなどの連絡先）に加えて，米国内の代理人を指定し，代理人情報（名前，住所，連絡先）の記載が必要となる。

また，米国内で販売する医薬品のリストを年2回提出しなければならない。リストには，投与方法や有効成分，パッケージサイズ，製造企業の情報などを含める。これらの企業登録と医薬品リストの提出は，オンラインで行う。詳細については，21 CFR Part 207 を参照。

1-6-2. 輸入時の通関手続き

輸入業者はまず，自動コマーシャル・システム（Automated Commercial System：ACS）を通じて輸入申告書（entry notice）と通関保証（entry bond）を

米国税関国境警備局（Customs and Border Protection：CBP）に提出する。当該輸入品がFDA管轄のものである場合には，その情報がFDAに送られる。

FDAは，同情報に基づき，現物検査の必要の有無を決定する。要検査となった場合，FDAはサンプルが各規定に沿っているかを検査し，問題なければ市場で販売可能となる。

なお，輸入通関時にCBPとの連絡窓口は，企業登録で指定した米国内代理人となる。

2．まとめ

米国には国民皆保険制度がなく，無保険状態の人も一定数いることから，薬代の安いOTC医薬品の種類が豊富である。日本のように要指導医薬品や第一類医薬品といった細分類化はされておらず，販売に関しても制限されてない。糖尿病の治療に使われるインスリンの注射薬も市販薬として売られ，「スイッチOTC医薬品」の数も多い。

Walgreens社のような大手のチェーン薬局などはその集客力により製薬企業と直接交渉し，大量購入によって大幅な値引きを行っている。さらに，ブランド力の弱い中小製薬企業に薬局の「private brand」を委託製造して類似したパッケージで販売している。このように日本企業が米国OTC業界に参入するには，大手チェーン薬局と提携して自社製品を薬局の「private brand」として販売するのもよいと思う。

■参考文献
1）FDA：ODE-IV，Regulation of Nonprescription Drug Products
　　http://www.fda.gov/downloads/AboutFDA/CentersOffices/CDER/UCM148055.pdf

●コラム 〜 メリケン文化の豆知識（2）〜

米国では日本とは違った税システムや節約術，買い物術がある。

【消費税率の違い】

米国では，州や都市によって消費税が異なる。消費税率がより低いところで買い物をするとお得である。

たとえば，LAのロデオドライブでブランド品を買うより，オレンジカウンティのショッピングモールで購入すると消費税が安く済む。

空港以外での免税店（ハリウッド）でも消費税が免除される。ただし，免税店で買い物をするには国際線の搭乗券が必要になり，品物の引き渡しは搭乗開始後となるので注意。以下が異なる州・市における消費税率の違い。

・ロサンゼルスカウンテイ

多くの市が9.00％だが，サンタモニカ市は9.50％，サウスゲート市は10.00％。

・オレンジカウンティ・サンディエゴカウンテイ

一般的に8.00％だが，8.50％，9.00％の市がある。

・ネバダ州ラスベガス

8.10％。

・デラウェア州・ニューハンプシャー州・オレゴン州

消費税なし。

【光熱費を節約】

LADWP（Los Angeles Department of Water and Power）では，エネルギー効率の良い電化製品などを購入した消費者にキャッシュバックを提供する消費者リベートプログラム（consumer rebate program）を行っている。

たとえば，国際エネルギースタープログラムで認定されている製品を購入して，所定の用紙に記入して申請すると，さまざまなリベートがもらえる。また，LADWPは低所得の消費者に対して低所得者割（low income discount rate）というプログラムも実施している。

【ショッピング】

日本ではまだ珍しいセルフレジがある。セルフレジは無人のレジで，自分で商品のバー

コードをスキャンし，商品を袋に詰め，支払いも機械で済ますことができる。
　「buy 1 get 1 free」これは「ひとつ買ったら，もうひとつ無料でもらえる」という意味。日本では「半額セール」という表示が一般的だが，米国ではとにかく数を買わせる方式。
　「10 for $10」という表示も多い。つまり，10個買うと全部で10ドルになるということだ。

【返品・交換】

　かなり簡単になんでも返品や交換ができてしまう。シャンプーなどの消耗品でも使ってみて気に入らなければ返品が可能のケースもある。
　購入品が気に入らない場合，レシートを無くしても返金してくれたり，返金は無理でも商品と交換してくれる「store credit」もあるので，ダメもとで持って行ってみよう。
　米国では新品を購入しても，壊れていたり・部品が足りなかったり・中身が間違っていたりすることがよくある。買ったらすぐに中身をあけて確認しよう。
　レジで支払いをしてレシートを受け取ったら，レシートの金額を確認しよう。米国では，セール品なのに定価のまま入力されてしまったり，数量が間違っていたりとレジ側のミスで損をすることが少なくない。

■プレゼント文化

　いくら日本が外国文化を取り入れているといっても，本場アメリカのプレゼント文化には目を見張るものがある。冠婚葬祭，誕生日，記念日，ホリデーのギフト合戦は見もの。たとえば，クリスマスプレゼントの予算として，平均的なアメリカ人1人当たり704ドルである。

【ギフトの種類】

・現物
　　ラッピングもバラエティーが豊富で，ワイン専用の紙袋から，自転車や車が入る袋まである。その一方で米国では簡易なラッピングが好まれることが多い。ただし，パッケージについている値札や金額などは，言わないと取ったり消したりしてくれないこともあるので要注意。
・食べ物
　　気軽な「菓子折り」として人気なのは，やはりチョコレートとクッキー。
・現金
　　誕生日プレゼントやクリスマスプレゼントとして現金を渡すことも多い。米国では

新札かどうかは重要ではない。
・ギフトカード
　　カード形式のギフト券は，何を贈るか悩んだときや現金をギフトとして渡すのには抵抗がある人には便利。
・レジストリ
　　結婚や出産祝いに利用される伝統的なギフトシステム。もらう側があらかじめ欲しい品物リストをデパートなどに登録しておき，プレゼントする側が自分の予算をもとにリストから選んで購入する。双方に利点がある合理的なシステム。
・ギフトレシート
　　ギフトレシートとは商品の返品・交換用の金額が載っていない領収書のことで，かなりの人気となっている。プレゼントにギフトレシートを添えることは，エチケットとなっているようだ。

【贈る機会】
　日本にはない特別な誕生日として，sweet 16 birthday と呼ばれる女の子の16歳の誕生日。本物の宝石のアクセサリーや，16歳で車を運転できるようになる州では車など，大人として高価なものをプレゼントすることもある。また，お酒を飲めるようになり，さまざまな面で大人として認められる21歳の誕生日も特別だ。そして，50歳，100歳は over the hill という年齢の節目にあたり，ギフトを贈られる。

【お返し】
　ギフトをもらった場合，「thank you card」を贈ることが多いが，決まったものをお返しする場合もある。
・結婚式
　　ちょっとした小物や雑貨などの記念品。
・出産
　　チョコレートと赤ちゃんの写真入りのカード。
・葬式
　　お金を贈ることがないため，香典返しがない。故人の写真や生前のメッセージ入りの memorial card でお返しをする。

VII 米国の医療制度

1. PBM (Pharmacy Benefit Management) による薬剤給付管理

現在,日本のジェネリック薬のシェアは40%(2011年)で,米国ではすでに90%(2010年)を占めている。米国は1984年にはまだ19%だったので,このジェネリック薬の急速な普及にはPBM(Pharmacy Benefit Management:薬剤給付管理)が貢献したといわれている。米国にこの仕組みがなければ,ジェネリック薬の普及は現在でも40〜50%くらいにしかならなかったのではないかとの指摘もある。日本でもPBMの仕組みを取り入れている健保組合もあるが,その効果はまだ検証されていない。

現在,米国の総医療費は2兆8000億ドル(2012)[1]に達し,そのうち処方薬のコストは約10%の3000億ドルを占めている。医薬品のコスト構造の複雑さに加え,増加する医療費に対応するため,payer(保険会社:Health Maintenance Organization〔HMO〕等)はPBMが提供するさまざまなサービスを活用して経済的合理性を追求している。

米国の医療制度を詳しく知るため,本章では,vendor(製薬会社,卸売業者),medical deliverer(病院,薬局,managed care),end user(患者)に介在する重要なplayerであるPBMについて説明してみたい。

1-1. PBMが生まれた歴史
1970年代:保険会社を対象として薬剤費の請求や支払い手続きの代行,薬剤使用データの管理,保険給付による処方薬のコスト削減などを目的として薬剤給付管理サービスをするPBMが誕生した。
1980年代:保険薬局チェーンのマネジメントを実施。

1990年代：保険会社に推奨する医薬品リスト（formulary）の作成。医薬品メールオーダー事業（処方薬の宅配）・special pharmacy（バイオ医薬品，血液製剤等）のマネジメントを開始。
2000年代：慢性疾患の疾病管理プログラムの実施。

現在，70社から100社に上るPBM企業が存在し，「PBMは，医療保険に加入している患者の95%の薬剤給付に関与している」といわれている。

1-2. Formularyとは

「Formulary」は，医療機関が使用できる保険償還可能な医薬品リストを指す。PBMが保険会社に代わって，「保険給付対象薬剤の選択」「高品質で安価な薬剤の絞り込み」のプロセスを行う。したがって製薬企業にとっては，formularyに採用されるかどうかが死活問題となる。Formularyには，ジェネリック薬が高い割合で含まれる。

Formularyはあくまでも医学的評価をベースに検討されるが，一方で，formularyへの掲載可否は薬剤価格やリベート交渉の材料となるため，その決定プロセスにおける透明性が求められている。

一般的には，PBM社内の医師や薬剤師で構成されているtherapeutic assessment committeeで，文献・治験データ・臨床データ・診療ガイドラインなど幅広い資料から，薬剤の基本情報を整理し，formulary掲載推奨薬剤を選別する。この薬剤リストを社外の医療関係者で構成される第三者組織に提示し，より詳細に薬剤の医学的評価が行われる。

承認された薬剤の商品名・剤形が，「formulary book」に収載される。原則として，同じ薬効の同種の薬剤は複数採用されず，経済効果の高いほうの薬剤が採用される。

同成分のジェネリック薬が複数出た場合には，ブランド薬をformularyから削除してジェネリック薬の使用を促進させている。米国でのジェネリック薬の普及率が高い一因である。

1-3. PBMとstakeholderとの関係

民間医療保険会社のHMOやPPO（Preferred Provider Organization）は，患者や医師とはやりとりをするが，薬局と直接の取引はしない。PBMは，医療費の支払者である民間医療保険，メディケアなどの公的医療保険，企業の健保な

どの顧客の求めに応じて，製薬企業，医薬品卸，薬局，病院，患者といったさまざまな stakeholder との間に立って，薬剤給付の管理サービスを提供する組織である。したがって，薬剤師が医師に対して疑義照会をすることはほぼない。疑義のほとんどが HMO や PBM の監査によりなされるためである（図1）。

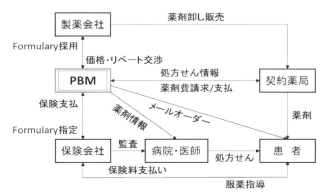

図1．薬剤流通における PBM の位置づけ

1-3-1．医療機関側
医師や患者が薬剤に接する次の場面で考えてみたい。
（1）入院時
薬剤は DRG（Diagnosis Related Group）を基に保険償還されるため，PBM は関与していない。
（2）外来治療
薬剤が治療行為の一部であるので，外来の包括払いに適用され PBM の対象ではない。
（3）クリニック
外来処方せんはすべて PBM が関与する。実際の薬剤償還（支払い）は，患者・薬局・保険会社の3者間で行われるため，医師自身にとっては経済的なメリット＆デメリットは存在しない。

1-3-2．製薬企業側
製薬企業は自社薬剤を formulary へ収載するために，PBM と高いリベート契約をする。PBM 側は病院・薬局側へ情報と安価に仕入れた薬剤を提供し，製薬企業にマーケットシェアについてのレポートを行って，両者で win − win の関係を構築する。

1-4. PBM 企業の事業モデル

　顧客である保険会社が PBM 企業に最も期待する成果は,「薬剤給付手続きの効率化」と「薬剤費の削減」である。下に PBM の業務を列挙する。

1-4-1. PBM の業務
（1）効果的医薬品流通
- 製薬企業とのリベート・ディスカウント交渉
- 薬剤給付プランに関するコンサルテーション
- 薬局とのオンライン契約（患者の支払いの代行業務）
- 薬剤市場データ解析
- 薬剤師への情報提供
- 薬剤請求管理
- メールオーダーサービス（卸抜きで製薬企業から直接宅配）

（2）患者側の利用管理
- 支払管理
- ジェネリック使用推進
- 患者教育

（3）医師側の利用管理
- 医薬品 formulary の提供
- 治療の代替事前承認
- Drug information および医師への教育

（4）最高の臨床提供のためのプロモーション
- 疾病管理プログラム（DSM：Disease State Management）の提供。医薬品使用データと薬剤請求データを統合して，予防・治療・管理などにおいて，最適な臨床・経済効果の向上を目的としたプログラム。

　PBM 企業は製薬企業と交渉して薬剤価格を決定し，一方で薬局処方せん情報により薬剤の市場データを把握している。これら供給側とユーザー側の情報を掌握する立場に加えて，formulary 作成ノウハウを有するため，保険会社の代理機能とはいえ，薬剤流通や薬剤価格に大きな影響力を持っている。ほぼすべての米国人の処方せんデータが PBM 企業のコンピュータに保存されているので，public health や disease management のようなところでの活用を期待したい。

1-4-2．PBM の処方の優先度

PBM は 4 段階の処方の優先度を決めている。

　　第 1 段階：ジェネリック薬
　　第 2 段階：PBM の formulary に掲載されている薬
　　第 3 段階：PBM の formulary に掲載されていない薬
　　第 4 段階：注射薬（薬局には関係なし）

これは，PBM が利益を確保するために必要なことで，優先度が高いほど PBM が望む処方で利益が出るものと考えてよい。第 3 段階の formulary に載っていない薬の処方せんに対しては，処方する正当な理由を要求する。

1-4-3．PBM の収入源

（1）製薬企業からのリベート（一番の収入源）

ディスカウントと違って，リベートはある期間までにある薬剤の使用割合を 30% に増やせたら納入額を 5% 引くという金額払い戻しの契約である。このリベートによる利益が大きいことから，PBM は医師にパラメータを設定し，なるべく優先度の高い薬剤を使用してもらえるように勧めている。

（2）償還差益

「PBM が薬局に支払う薬剤費」と「PBM が保険会社から受け取る薬剤費」の差益。

（3）薬剤償還に対する管理費

1 枚当たりの手数料 × 取り扱い処方せん枚数。

（4）メールオーダー，専門薬局の利益

近年急成長している収益源で，処方薬の売り上げの 22% がメールオーダー薬局によるものといわれている。ジェネリック薬企業より薬剤を大量に安価で仕入れ，メールオーダー薬局工場による自動調剤 → 最後だけ薬剤師がチェック → 患者宅へ配送する（卸や薬局を介さずに患者へ直配）。

メールオーダーで扱われる薬剤は，慢性疾患を対象とした薬剤が多く，90 日分の投与も比較的頻繁に行われ，収益面での貢献も大きいと考えられる。

1-5．PBM 企業のランキング

CVS Caremark 社の調査（2013，表 1）によると，PBM 市場は Express Scripts 社，CVS Caremark 社，OptumRx 社の上位 3 社で 7 割を超えるシェアを占めている[2]。CVS Caremark 社は薬局チェーンの CVS Pharmacy が親会社である。

表1. 2013年の収入によるPBMのランキング[2]

PBM	Market Share by 2013 PBM Revenue
Express Scripts	33%
CVS Caremark	26%
OptumRx	12%
Prime Therapeutics	5%
Catamaran	5%
Humana	5%
MedImpact	3%
Cigna	3%

2. Group Purchasing Organization（GPO）の薬剤流通への介入と薬局との関わり

　最近20年間に急速に成長した薬剤・医療機器の流通への介入に特化したGroup Purchasing Organization（GPO）と薬局について説明したい。

　1983年に高齢者公的保険メディケアが医療費の包括払い方式を採用し，民間医療保険もmanaged careによる医療費抑制を始めた。病院側はこれに対応すべく支払経費の削減に真剣に取り組まざるを得なくなり，1980年代後半にGPOが急速に増加した。

　GPOは全米に約600社存在するが，そのうち一定以上のメンバー規模を持ち，大手製薬会社などと実質的に価格交渉を行っているのは30社程度である。

2-1．GPO

　医療関連のGPOは，病院，ナーシングホームなどのヘルスケア事業者が医薬品，医療機器，事務用品などを購入するにあたって，vendor（製薬会社または卸売業者）との価格交渉を有利に進めるために設立した共同購買組織である。多くの量をまとめて共同購買することにより，利益を追求し，コストの軽減を図ることが主目的である。

　米国では，卸売業者が価格設定を行う取引は中間マージンが不透明で好まれない。このため，医療機関をグループ化して購買量を増大させ，製薬会社と価格の直接交渉を行うGPOが受け入れられた。GPOは商品の物流に自ら関与せず，医療機関からの代金回収等も行わない。これらの機能は，物流機能に特化した卸売業者が担っている。

2-1-1. 関連企業とのビジネスモデル

GPOには病院などの医療機関がメンバーとして参加し，GPOが構成メンバーを代表して以下の手順で製薬会社，卸売業者と価格などの条件を交渉し，購買契約を締結する（**図2**）。契約期間は通常3年ないし5年が多い。

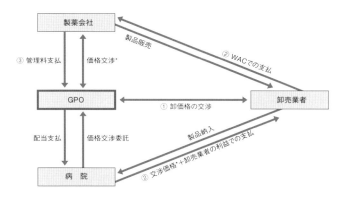

図2. GPOと製薬会社・病院・卸売業者との取引関係[3]
数字は文中の内容とリンクする

GPOと製薬会社・病院・卸売業者との取引関係は，次の通りである。
① GPOは卸売業者を選択し，配送コストと利益を含む価格（A）について交渉する。
② 卸売業者は製薬会社からWAC（Wholesale Acquisition Cost：卸購入価格）で商品を購入し，医療機関にはGPOを通して製薬会社と契約した価格に前述の価格（A）を上乗せした価格で販売する。
③ 製薬会社は，GPOがメンバーを管理する費用として，医療機関への販売額に一定の割合（3%以内）を乗じたContract Administrative Fees（CAF）を支払う。この費用がGPOの収益源である。

以上のように，商品の購入代金は，GPOを通さず各vendorと医療機関との間で決済される。

2-1-2. GPOの存在価値

（1）医療機関
・強い交渉力による大きな値引きが期待できる。
　例：単独で購入する場合に比べ約10〜15%の削減。
・多数の製薬会社と交渉する負担を軽減できる。

例：事務職員の管理コストが 2/3 減少。
（2）製薬会社
・1000 以上に及ぶ医療機関との個別交渉が不要。
・各医療機関における自社製品のシェアを把握できる。
・医療機関への配当が，販売量を向上させるためのインセンティブになる。

　現状，両者ともに GPO の存在にメリットを感じている。現在の GPO は単なる共同購入のための組織ではなく，医療機関を顧客とし，製薬会社にもメリットを提供するビジネスモデルを構築している。

2-1-3．GPO の対象となる市場規模

　全米の病院の 9 割以上は GPO を利用しており，病院全体の医薬品・医療器具などの購入のうち約 70％ は GPO を通じて行われている。GPO の推定市場規模は 2000 億ドルと見られている。

　MedAssets 社，Premier 社，Novation 社，HealthTrust 社，Amerinet 社の 5 大 GPO で全米の総病院数約 6000 弱のほとんどすべてを押さえている。

2-2．卸売業者

　卸売業者の区分として，「wholesaler」は商品を製薬会社から仕入れて，他の中間業者（薬局など）へ販売する業者で，「distributor」は病院などに直接販売する業者として使い分けられているが，最近は「wholesaler／distributor」と総称されている。

　卸売業者は 2 つの機能を持ち，製薬会社に代わって商品を搬送するロジスティックの機能と，卸売業者がいったん商品を仕入れて配送料をプラスして医療機関へ販売する機能である。GPO は製薬会社と契約するケースと卸売業者と契約するケースの 2 通りがある。

　現状では，卸売業者と GPO が業務面で競合することはほとんどない。卸売業者の規模は GPO に比べると圧倒的に大きく，GPO が卸売機能にまで手を伸ばすメリットはないからである。

2-3．薬局
2-3-1．薬局の種類
米国には，次のような薬局の種類がある。
（1）チェーン薬局

　　Walgreens，CVS，Rite Aid 等。

（2）独立系薬局

　　薬剤師がオーナーで，相対的にサービスの質が良い。2007 年には 2 万 7000 店あったが，大手チェーン薬局の買収によりかなり減少している。

（3）スーパー併設薬局

　　Walmart 等。

（4）オンライン薬局

　　チェーン薬局でもオンラインで薬を買入することもできるが，店舗を持たないオンラインの薬局もある。Amazon でも市販薬を扱っている。

（5）メールオーダー薬局

　　高血圧や糖尿病のような慢性疾患で，決まった薬を定期的に使う人の場合は，保険会社が基本的に，メールオーダーを指定する場合がある。メールオーダーのほうが費用を節約できることが理由。

（6）専門薬局

　　在宅関連薬剤，注射製剤，HIV 製剤を取り扱う。

2-3-2．調剤薬局の特徴
　米国の調剤薬局市場は，Walgreens など全国規模の大手ドラッグストアが市場を占有している。調剤専業ではなく，ドラッグストアが調剤カウンターを併設しているタイプが主流である。また Walmart などの General Merchandise Store（GMS，総合小売業）も調剤薬局を併設しているところが多く，ドラッグストアと競合関係にある。

　米国の調剤薬局では，日本と法制度や規制が異なることもあり，患者に対してユニークなサービスを提供している（図 3）。たとえば，「365 日 24 時間対応の処方せん無人受付機，薬の受け取り日・場所を指定できる，宅配で受け取り可能」などだ。そのほか，「工場での集中調剤，処方せんの電子化」といったサービスがある。

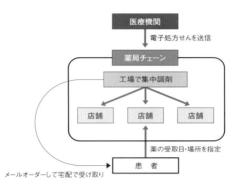

図3. 調剤薬局のユニークなサービス

2-3-3. 調剤薬局の高い生産性

米国の調剤薬局は生産性が非常に高い。薬剤師1人あたりが1日に処理する処方せんの枚数は，日本では規制により50枚程度であるのに比べて，米国では150枚と3倍の量をさばいてしまう[4]（**表2**）。

日米の薬剤師1人当たりの収入と費用を比較すると，米国では調剤報酬はか

表2. 日米調剤薬局の薬剤師1人あたりの経営指標比較[4]

項　目	米　国	日　本
処方せん枚数	150枚/日	50枚/日
経費率	19%	25%
調剤報酬（手数料）	6.6%	20〜30%
売上高	約1億6000万円	約4000万円

なり低いものの，業務の効率化により経費率を低減し，収益を確保している。この背景には，米国のチェーン化率が高いこと，および企業規模が大きいことや，投資余力などがあると考えられる。

2-3-4. M&A後の業務革新

調剤報酬がかなり引き下げられた時期を契機に，調剤薬局同士，または異業種を交えたM&Aが盛んに実施された。

統合後は，より少ない薬剤師でより多くの処方せんを取り扱うことができるように創意工夫が凝らされ，以下の業務革新が行われ，薬局の生産性が高まった。

・薬調合作業の機械化の推進（バーコード管理，医薬品の自動封入など）。

- 医療保険の保険者に対する各種照会作業の自動化・効率化の推進。
- 医療機関とのやりとりを効率化するために処方せんの電子化の推進。

2-3-5．薬局のスタッフ

　薬局で働くスタッフには，pharmacist（薬剤師），pharmacy technician，clerk がいる。

　米国では必ずしも薬剤師が投薬をしなくてもよい。たとえば，常用処方薬の追加処方で症状が安定しているのであれば，薬剤師以外が患者に渡してもよい。また，薬剤師が調剤監査後，薬剤師以外がメールオーダーを配送することも可能である。

　薬剤師の役割は，薬を picking したり（調剤で薬を探し出し，数えて揃えること），投薬することだけではなく，患者に喜ばれるサービスの向上，収益の管理，ビジネス業務にまでに至る。どうすれば患者により効率的にサービスを提供できるかを考えることが求められる。

　Pharmacy technician は，薬剤師の必須業務である調剤監査業務以外を行うことができる。Clerk は，薬局の受付窓口で接客を主として受付業務や在庫，注文などの雑務的作業を行う。

　薬局薬剤師の平均年収は約 12 万ドル，pharmacy technician は 2 万 5000 ドル〜 3 万 5000 ドルである。

2-4．処方せんの種類

　下記 3 つの処方せん様式は，在宅医療での手続きの簡素化はもとより，一般に広く普及している。

2-4-1．FAX 処方せん

　昔からある様式で，医者が患者を自由に特定の調剤薬局に振り分けることができるので，調剤薬局が医師に対して営業活動をして処方せん枚数を増やすことも可能である。

2-4-2．電子処方せん

　最近の処方せん様式で，患者が選んだ薬局に病院が電子データを送信する。

2-4-3. リフィル処方せん

1年間の期限付きの使用回数が処方せんやボトルに印字され，使用ごとに減数され，ゼロになったら使うことができなくなる。ゼロになったら薬局側で医師に照会して，リフィルの回数を再び増やしてもらうことも可能であり，医師から受診するようにいわれることもある。

2-5. 薬局での薬の値段

薬局での処方せん薬の値段がどのように決まるのかを説明する上で，薬局側にかかるコストを考えてみたい。コストは大きく分けて，薬剤費と人件費や経費から構成される。人件費や経費は，薬局の立地や大きさ，薬剤師の数，その土地の人件費水準などに影響を受ける。

2-5-1. 薬剤費

薬剤費は同じ薬でも単一の値段ではなく，薬の卸売業者と薬局の力関係などが影響する。たとえば，卸売業者は薬局側の1年の仕入量から，値段を提示し価格交渉が始まる。したがって，仕入量が多いチェーン大手薬局は，個人薬局より安く薬を買える。

2-5-2. Dispensing fee

Dispensing fee は人件費や経費に利益を上乗せした調剤報酬で，州や薬局によって違いはあるが，1回の処方につき17ドル前後といわれている。

2-5-3. 薬局での値段

患者が保険を持たない場合と，保険を持つ場合の2種類に大きく分かれる。

無保険者：上記の薬剤費に dispensing fee を加えた金額を，そのまま患者に請求する。

有保険者：薬局が1回の処方によって受け取る金額は，保険会社からの支払い＋患者が支払う co-pay（窓口負担額）。Co-pay は，薬の種類や保険プランごとに決まり，一般的に，1剤当たり10ドルか薬剤費の10%である。

2-5-4. 保険会社から薬局への支払い

薬局は，PBM を通じて薬剤費と患者の処方せんの保険情報をやりとりする

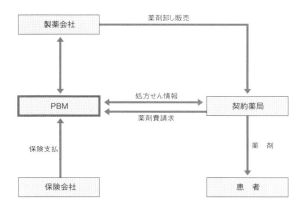

図4. PBMを介した保険会社と調剤薬局のやりとり

(図4)。保険会社から薬局への償還費（reimbursement）はPBMとの交渉で決まる。償還費は，薬によっては処方当たり2ドル程度しかなく，co-payと償還費を足した金額が薬剤費自体を下回ることもある。個人薬局は薬の仕入値が高い傾向があり，少ない償還費に苦しめられている。

2-6．米国の医療システムのメリット・デメリット

米国の医療システムは，日本医療の問題点である「①病状が安定している患者でも2週間ごとに来院し，医療費を支払う必要がある，②不透明な薬剤師の服薬指導料，③生活保護患者の軽症にもかかわらずの頻回の無料受診等」の，本来の医療とはかけ離れた行為を是正するための非常に合理的なシステムであると考えられる。

半面，米国では保険会社が医療全体をコントロールして，医師・薬剤師・患者が自由に薬剤や医療を選択することができないことにより，次のようなデメリットがある。

・受診できる医師や薬局が限定されている。
・医療・治療範囲も限定されている。
・服用できる処方薬が限定されている。
・医師はその保険会社が指定する薬を優先的に使わざるを得ない。

高額所得者であれば，複数の保険に加入してさまざまな選択を受けることができるが，低所得者は単一の安価な保険で質の低い医療しか受けられなく，医療の平等性という観点から良いシステムとはいえない。

第Ⅶ章

　米国の医療を俯瞰すれば「すべての人が同じレベルの医療をどこででも受けることができる開放的な日本の医療」も重要だと思える。

　税金を無駄遣いさせないことと，すべての人に平等で質の高い医療を提供することを両立させるためには，どういうシステムが良いのであろうか。緊急性のある課題である。

3．関連情報

3-1．ドラッグストア・クリニックでの診療開始（2013）

　大手ドラッグストアチェーン・Walgreens 社の「Healthcare Clinic」，CVS 社の「Minutes Clinic」，大型量販店 Target 社の「Target Clinic」が，高血圧，糖尿病などの慢性疾患の診断，治療，ケアマネジメント業務を開始した。これらクリニックには専属の nurse practitioner が常駐しているが，医師はいない。

　ドラッグストア・クリニックでは，以前より処方せん医薬品の取り扱いやインフルエンザの予防接種を実施しているが，医療業務を開始することについて「安くて手軽な治療を求めるあまり，病院での診断や治療を受けなくなるのではないか？」などの懸念や批判，「これらのクリニックがあることで，むしろ必要で適切な医療を受ける患者が増えるはずだ」との歓迎派との意見に分かれている。

　――これらのクリニックが米国で定着した頃に日本にも同様のことが始まるのであろうか？

3-2．米国流ディスカウント・クリニック（2015）

　米国 GMS（General Merchandise Store）最大手の Walmart 社が，店舗内に外来クリニックを開設した。医療資源に乏しい「医療過疎地域」と「無保険者比率の高い地域」を優先する戦略により South Carolina 州南部，Texas 州南部など，2014 年内に 12 クリニックを開設した。

　Walmart Clinic は，健康診断，予防接種から糖尿病などの慢性疾患に対して，診断から薬の処方まで常駐する nurse practitioner が行う。週 7 日間オープンし，予約なしの診察が可能である。

　診療価格が表示されているので，無保険者でも受診しやすい。外来受診料：40 ドル，妊娠判定：3 ドル，コレステロール検査：8 ドルと一般診療所より圧

倒的に低価格で，大手ドラッグストアの店舗内クリニック（妊娠判定：22 ドル，コレステロール検査：69 ドル）と比べてもかなり低価格である。

――今後，Walmart Clinic が全米に展開されれば，医療機関の診療価格に大きな影響を及ぼすであろう。

3-3．米国で急成長の Convienient Clinic：UCC（2015）

　日本でも「ER」の略称が定着した Emergency Room が「救命救急医療＝生命の危険がある重篤な怪我や病気のケア」の対応をするところであるのに対し，「Urgent Care Center：UCC」は「一般救急医療＝治療には緊急性があるが，生命の危険はない怪我や病気のケア」に対応する外来医療センターとして注目を浴びている。米国の医療機関は一般に「診察には予約必要」のシステムだが，予約なしで行けるのが特徴である。UCC へのニーズは当然高く，どこも利用者が急増している。特にオバマケアで新たに医療保険に加入した約 300 万人は，もともと「primary physician」がいないので，治療の必要性において紹介も予約も不要の UCC を利用する率が高い。

　手術室や入院設備などを備えた大型医療機関に併設する ER と違い，UCC は独立した外来診療機関である。救命救急対応が必要な重篤な患者は受け入れず，重篤な患者優先で軽症患者が待たされるということはない。さらに ER に比べて圧倒的に安い料金体系が好評である。

　UCC には急成長ビジネスとして投資家の注目が集まり，ここ 5 年間に，総額 2300 億ドルが投下されたといわれている。米国最大手の UCC チェーン「Concentra」は，全米合わせて 324 のクリニックを経営している。

　UCC は長時間診療と休診日なしで運営し，診療単価は低いが，リスクも治療コストも低い患者を多数集客することを目指す薄利多売型のビジネスモデルだ。

――筆者も UCC で診察を受けた経験があるが，予約なしでコストも安かった。

4．まとめ

　米国の医療制度を知るために，まず日本には普及していない PBM と GPO を説明した。これらは、病院，薬局，患者，製薬会社にとって非常に便利な仕

組みで,現状の医療制度にとってまさにヘルパーであり縁の下の力持ちである。

これらシステムには次のような恩恵がある。処方せんを発行する医師には,経済的なメリット,デメリットはないのでストレスがない。病院と製薬会社は,仲介するPBMに薬剤価格の交渉を任せることができ,人件費のコストカットができる。薬局は薬剤の仕入量を増やせば値引きがあり,PBMが薬剤費と患者の処方せんのやりとりをしてくれるので時間節約になる。

結果,薬局においてはメールオーダーが普及したこともあり,薬剤師が行うべき患者への新規オーダーの説明やコンサルテーションに集中できるといったメリットが生まれた。これらの仕組みが近い将来,日本に導入されることを期待する。

■参考文献
1)岡部陽二のホームページ:岡部陽二,米国の医療〜オバマケアを中心に
http://www.y-okabe.org/pdf/461_01.pdf
2)United States Department of Labor:PM Danzon, 2014 ERISA advisory council PBM compensation and fee disclosure
http://www.dol.gov/ebsa/pdf/acdanzon061914.pdf
3)厚生労働省:医政局経済課,米国における医薬品・医療機器の流通において〜GPOを中心に〜
http://www.mhlw.go.jp/bunya/iryou/shinkou/other/2008/dl/080710-1b.pdf
4)松尾大輔:調剤薬局に期待される生産性の向上.知的財産創造:46–55,2007

●コラム ～ メリケン文化の豆知識（3）～

　アメリカの教育制度は州ごとに異なり，カリフォルニア州では5歳（kindergarten）から満18歳（high school 12年生）の誕生日まで，または高校卒業までの13年間が義務教育期間として定められている。このkindergartenから12年生までの教育課程をK-12という。

【教育制度】
　就学制度は，学校区により異なる。日本と同様の制度である小学校6年間，中学校3年間，高校3年間の「6・3・3制度」のほか「5・3・4制度」，「6・6制度」，「6・2・4制度」などが存在する。また，学年は1年生から12年生まで通し呼びをする。学年は，生徒の誕生日と基準日（cut off date）によって決まる。カリフォルニア州の基準日は11月1日となっている。

【公立校】
　公立校には学齢期の生徒を無料で教育する義務がある。Kindergartenから高校までの間は，進学のための受験がない。
　教育レベルが学校区により大きく異なるため，子供を持つ家庭にとって学校区状況は住居を決める上での重要なポイントの一つとなる。
　英語がネイティブ並みに話せない生徒の場合，入学初日に英語力テストを受け，どのレベルのESL（English Second Language）に編入するかを決める。小学校では1日1～2時間，中学・高校では1日3～4時間のESLの授業を受ける。体育や数学などはネイティブと同じクラスに，歴史・政治など語学力が要求される科目はESLの生徒専用のクラスに編入させられる場合が多い。

【私立校】
　私立校は授業料や寄付金などのprivate fundにより運営されているため，公的な制約が最小限に抑えられている。そのため，勉強内容やクラブ活動などを含む教育方針は，各学校により定められている。また，英語を母国語としない生徒にESLクラスなどの英語補助教育を提供する義務はない。
　私立校には，preparatory schoolと呼ばれる進学校と，宗教が関連しているparochial schoolの2つに分類できる。そのほかにも芸術や技術などの特別な分野に重点を置いた学校などがある。

Ⅷ 米国の医学教育

1. Pharmacistへの道

　米国では，医療保険に未加入または保険に加入していても医療費の支払いができない人も多く，高額医療費のかかる病院での診察・治療を受けられないケースがある。そのような人たちの受け皿として地域の薬局が活躍している。そのため，アメリカのpharmacist（薬剤師）は信頼される職業として常に上位にランクインしている。

　Pharmaceutical careの先進国である米国の薬学教育は，座学による知識よりも臨床現場での実習に重点を置いており，学生のときから「患者から学ぶ」を実践している。このように臨床現場と密接に連携した教育が，質の高い薬剤師の排出に大きく貢献していると考えられる。

　本章では，米国の医学教育を詳しく知るため，薬剤師免許の取得と卒後教育について説明してみたい。

1-1. 薬剤師数

　米国には約29万人（2013年）の薬剤師が登録され，毎年約3000人の薬剤師が誕生している[1]。約20万人が，病院・地域調剤薬局（comunity pharmacy）・ナーシングホーム等のヘルスケアの第一線で活躍し，そのうち60％以上は地域調剤薬局に勤めている。薬剤師は，看護師，医師に続く3番目に多いヘルスケアのプロフェッショナルである。

　日本の薬剤師数は約29万人（2014年）で，薬局の従事者が16万人，病院の従事者が5万人，製造業勤務者が4万人である[2]。米国の総人口は日本の2.5倍なので，国民1人当たりの薬剤師数で見ると，米国の薬剤師数は日本に比べて半分以下になる。米国ではへき地の薬剤師不足が深刻化している。

1-2. 米国 pharmacy school の歴史

1900～1950 年

この時期は有効な薬剤も少なく，病院薬剤師および臨床薬剤師の必要性はなかった。地域薬剤師が，患者のニーズに対応していた。

1950～1960 年

製薬企業が急成長し，医薬品供給に力が注がれ，薬剤師の調剤業務が本絡的にスタートした。

1960 年代前半

薬物動態のモニタリング，薬物用量調整，医薬品情報提供業務に薬剤師が積極的に参加し，現在の病院薬剤師・臨床薬剤師の役割を築いた。

1960 年代後半

薬学教育が実践の薬剤師業務に即した内容に変更するべきだという声が高まり，臨床薬学の教科や実習を取り入れた Doctor of Pharmacy 課程（Pharm.D.）を設ける pharmacy school が登場してきた。

1990 年代

全米にアメリカ薬学教育審議会に正式適格認定された 75 校の pharmacy school ができた。激増する薬剤使用量と国民の高齢化に伴い薬局の需要が高まり，薬剤師不足が深刻な問題となった。

2004 年

薬剤師になるには，5 年間教育の Bachelor of Pharmacy（薬学士）と，6 年間教育の Doctor of Pharmacy（薬学博士）の 2 通りがあったが，この年に薬学士基準が廃止された。

2010 年

Pharmacy school の新設が相次ぎ，120 校に増加した。

1-3. Pharmacy school の受験資格

　Pharmacy school の受験条件は，4年制大学で2年間の pre-pharmacy 科目の一般化学・有機化学・生化学・物理学・生理学・解剖学・英語ライティング・人文学・行動科学・一般心理学・社会科学・スピーチおよびコミュニケーション学などを約60単位から90単位履修することと，薬学部受験用試験（Pharmacy college Admission Test：PCAT）のスコア提出である（図1）。一般教養などの単位を取得する必要はない。

　Pharmacy school の高い倍率を勝ち抜き入学するために，薬学に関係の深い化学・生物学の学士号を取得した後に，pharmacy school を受験する者も多い。

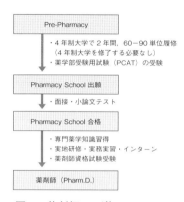

図1．薬剤師への道

1-4. Pharmacy school でのカリキュラム

　4年間の pharmacy school の履修科目[3]を表1に示す。大きく分けて以下の3つに分けられる。
応 用 薬 学：病態生理学・免疫学・分子生物学・統計学・薬理学・薬物動態学
薬剤経済学：ヘルスケア経済学・薬剤マネージメント学等の経済・管理
実習・実地研修：病院・調剤薬局

表1．Pharmacy school の履修科目[3]

	Autumn	Winter	Spring	Summer
1st grade	生物学・化学の基礎講義，薬剤師研修			Internship
	実地研修（Introductory Pharmacy Practice Experiences：IPPEs）			
2nd grade	薬化学・薬理学・薬物動態学の講義			Internship
	IPPEs			
3rd grade	薬物治療学の講義		実務実習 (Advanced Pharmacy Practice Experiences：APPEs)	
	IPPEs			
4th grade	APPEs			

第Ⅷ章

　米国の薬学教育は，4年間の専門性の高い薬学教育であるとともに，卒業後すぐに薬剤師として働ける技術・能力を身につけられるシステムである。履修科目の半数近くは下記の実践的な研修・実習による臨床薬学であり，臨床薬剤師養成に力を入れている。

1-4-1. 実地研修

　実地研修（Introductory Pharmacy Practice Experiences：IPPEs）は，実践場面での入門薬剤経験から応用薬剤経験まで3年間で実施される。

　薬学実習は，免疫学・糖尿病・禁煙教育・麻薬中毒などをテーマにした実践的な課題が用意されており，血糖値や血圧の測定などの physical assessment の実習も行われる。

　患者応対の実習では，模擬患者を使い臨場感のある実習が行われる。これは，pharmaceutical care（患者のQOL向上を目指す薬物療法の提供）の先進国である米国ならではのコミュニケーションスキル重視の手法である。

1-4-2. 実務実習

　3年生の後半から1年かけて病院と薬局で実務実習（Advanced Pharmacy Practice Experiences：APPEs）が行われる。

　外来や病棟・調剤薬局での実習時に第一線で働いている薬剤師から実地教習を受けるのが特徴である。この実務経験を通して薬学生は，プロフェッショナリズムや医師・看護師・薬剤師が患者のために「医療チーム」を組む必要性のあることを学んでいく。

1-4-3. Intern制度

　大学のカリキュラム内で行われる実務実習を「clerkship」といい，カリキュラム外で行われる実務実習を「internship」と呼ぶ。Internship をするには，学生各自が就職活動を行い，就職先の薬局あるいは病院から給料をもらうことができる。

　薬剤師試験受験資格を満たすためには薬局と病院両方で，intern として薬剤師と同等の実務経験を積まなければならない（図1）。

　法律上，intern は薬局を開閉する鍵を持つことができないだけである。ただし，intern は薬剤師の監督下においてのみ薬剤師業務を行うことが許されている。

1-5. 学位と薬剤師のタイプ

Pharmacy school 卒業後は，Pharm.D.（日本の薬学博士とは異なる。あえていうなら臨床薬学博士）の学位が与えられ，薬剤師試験を受けて薬剤師資格を得る（図1）。

州ごとに法律が異なるため他州に生計の場を移す際は，法律に関する試験を別途受験する必要がある。さらに薬剤師免許は2年ごとの更新制で，2年間で30時間の教育を受ける必要がある。

米国での薬剤師は大きく2つに分かれている（図2）。

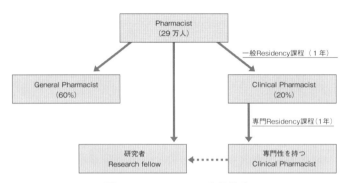

図2．Pharmacist の卒後教育
米国 pharmacist は 29 万人[1]（2013年），%はそれぞれの割合

（1）General pharmacist

医師が書いた処方のチェックと調剤後の監査を中心に行う薬剤師。さらに職場の違いにより，病院勤務であれば hospital pharmacist，市中薬局であれば community pharmacist と呼ばれる。

（2）Clinical pharmacist

医療チームでの薬物治療の助言や評価を行う臨床のスペシャリスト。Clinical pharmacist になるためには，養成のための resident（臨床研修）を受ける必要があり，おおむね2年程度の研修が行われている。

1-6. 卒後教育

1-6-1. Clinical pharmacist になるための resident 制度

米国における薬剤師 resident 制度は，clinical pharmacist になるためのトレーニングで，薬剤師免許を取得した後のキャリアパスとして位置づけられ，実際に residency へ進む薬学生は全米平均で約 20% である。

Residencyには，薬剤師の臨床薬剤業務全般を学ぶ1年目の「一般 residency」と，専門分野を深く掘り下げる2年目の「専門 residency」があり，専門 residencyには一般 residencyの修了者しか進めない（図2）。

一般 residencyはそのプログラムを通して，問題解決のために必要な知識を習得し，戦略を立てる能力を獲得する。そして専門的スキルや価値観を確立し，臨床的判断力を高めていく。

専門 residencyは，各領域の専門薬剤師認定を目指すプログラムが用意されている。

1-6-2. 研究者養成のための fellowship

臨床研究を学びたい者のために，「fellowship」と呼ばれる研究者養成のためのトレーニングがある。fellowshipへの出願資格は，志願者のバックグランドによって異なる。

大学卒業後すぐに fellowshipに進む人もいれば，residencyを修了してから fellowshipに進む人もいる（図2）。

これらの residencyや fellowshipは，新卒の学生だけでなく，薬剤師としてしばらく働いてからでも志願できる。アメリカでは，薬剤師が大学を卒業したあともトレーニングが積める制度が整っている。

1-7. Hospital pharmacist と community pharmacist の違い

病院勤務の hospital pharmacistと市中薬局勤務の community pharmacistの環境・勤務状況の違いは次の通りである。

1-7-1. Hospital pharmacist

中規模以上の病院の pharmacistの構成と割合としては，薬局内で調剤業務（daily dispensing work）をする pharmacistが大多数を占め，pharmacy and therapeutics committee（新薬の採用を決める院内薬事委員会）のために資料の収集・作成をする clinical pharmacist，そして病棟に配置されて doctorsや nursesと一緒に患者の careに関わる病棟 pharmacistなどからなる。

Clinical pharmacistの数は中規模以上の病院の場合，病院の規模，病院の財政状況や経営方針に依存する。小規模病院では，clinical pharmacistの positionを設けてない所が多く，薬剤師全員が調剤をしながら，必要に応じて，資料の収集・作成および分析を行う。最近では，nursing home内に薬局のある所はほ

とんどなく，すべての薬局業務は外部委託することが多い。

病棟 pharmacist は ICU などの必要性の高い病棟に配置され，どの病棟にも pharmacist の position があるわけではない。

1-7-2. Community pharmacist

本来の仕事である調剤以外に，保険会社との対応，医者のオフィスとの対応，患者との対応などで仕事量が多く，一日中立ちっぱなしで忙しい。

Pharmacist としては，immunization（予防接種）の仕事ができるようになったことを歓迎はしているが，さらに業務量が加わりストレスが増えている。

病院で働くよりも良い点を挙げれば，「community pharmacist の給料は hospital pharmacist より多少良い」「院内感染の可能性がない」「深夜勤務がない」「患者の生死にかかわるストレスはない」である。

Hospital pharmacist か community pharmacist として働くかは，pharmacist 個人の置かれている現状と性格・好みによると考えられる。

1-8. Pharmacy technician

米国の薬剤師の仕事が日本と異なるのは，調剤が中心ではないという点である。薬局や病院では，intern のほかに「pharmacy technician」と呼ばれる調剤士を雇用している。現在，約 36 万人（2013 年）が登録されている。

Pharmacy technician になるには，大学で pharmacy technology の準学士号の取得 or 米国医療薬剤師会が認定するトレーニングコースの修了 or 州が認定するプログラムで最低 240 時間の研修の受講が必要である。

これらのコースを修了した証明を州の薬務課に提出して登録を済ませば，pharmacy technician として働くことができる。Pharmacy technician は棚から薬を取り，調剤（錠剤，水剤，製剤，注射剤）・薬や製品の充填・薬のパッケージングができる。Pharmacy technician は intern とは違って，薬の情報提供や服薬指導はできない。

薬剤師には pharmacy technician の監督責任があり，州ごとに違いはあるが平均的には薬剤師 1 人に対する pharmacy technician の比率は 1 人，薬剤師 2 人に対しては pharmacy technician 3 人までと定められている。

薬剤師は，pharmacy technician が存在することで，処方解析や調剤監査・服薬指導などに時間を割くことができる。

第Ⅷ章

Pharmacy technician の時給は，hospital pharmacy では 13 ～ 25 ドルくらい，community pharmacy では 10 ～ 15 ドルで，pharmacist の時給 50 ～ 70 ドルと比べると大変差がある。

1-9．米国薬剤師のワクチン接種

Walgreens の 8000 店舗，CVS Pharmacy の 7800 店舗，Rite Aid Pharmacy の 4700 店舗の薬局で，市民は薬剤師からインフルエンザワクチンの接種を受けることができる。それ以外にも，小児ワクチンから海外旅行時のワクチンに至るまで，多種多様なものが接種可能である。

ロサンゼルスでは，ドライブスルー方式でインフルエンザの予防接種を行っている。対象者が車に乗ったまま腕を窓から出し，そこに intern が注射する。車1台に対象者が4人乗っているときは，4人の intern が車に駆け寄ってそれぞれの注射を打つことになる。

2．Physician への道

国民医療費は GDP の成長率よりも急速に増大の一途をたどっている。高騰する医療費とともに，米国ヘルスケアシステムの危機という言葉を，新聞やテレビでたびたび耳にする。

米国医学教育の教育内容・カリキュラムは，LCME（Liaison Committee on Medical Education）と呼ばれる外部機関で詳細にわたり審査され（文部科学省よりかなり厳格），この審査にパスしない限り medical school は存続できない。

日本だと医師国家試験に合格すればすぐに医師免許がもらえ，日本全国どこでも医療行為ができる。米国では試験に合格したからといって医師免許は自動的に手に入らない。さらに，州ごとに医師免許を申請しないといけない。

米国での医学部入学から医師免許試験，試験合格から免許取得までのプロセス，さらに充実した卒後教育について説明してみたい。

2-1．医師数

米国の医師数は 81 万人で，日本では 30 万人（2013 年）である。人口 1000 人当たりの臨床医数は，米国 2.6 人，日本 2.3 人で，両国とも OECD 平均 3.5 の約 2/3 と少ない[4]。

2-2. 医師の収入と雇用形態

2015 年の Medscape physician compensation report によれば，米国医師を primary care と specialist に大別して収入を比較すると，それぞれ 19.5 万ドルと 28.4 万ドルで，specialist が約 1.5 倍多い。

Specialist の診療科ごとの収入を見ると，整形外科医が一番多く 42.1 万ドル，次に心臓外科医が 37.6 万ドルで，最も低いのが小児科医の 18.9 万ドルである。

米国の訴訟社会を反映してか，医師の 2/3 は被雇用者で，1/3 が private clinic を経営している。前者の平均収入は 22.6 万ドルで，後者は 29.2 万ドルである。

2-3. Medical school 入学まで

Medical school に入学するには 3 段階のステップがある（図 3）。

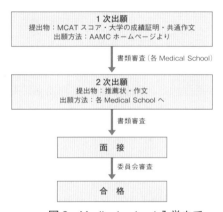

図 3. Medical school 入学まで

2-3-1. 大学（4 年間）

Medical school 入学のために 2 つの方法がある。

(1) 一般の 4 年制大学卒業

主専攻のほかに，基礎科学である物理学，一般化学，有機化学，生物学，微積分学，英語を履修する。専攻は問われず，文学，歴史学，英語学などを主専攻にしても，上記の基礎科学 5 教科と英語を履修すれば medical school 入学要件が満たされる。

(2) 医学進学課程卒業

Pre-med course と呼ばれ，medical school 進学者の約 1 割が占める。物理学，化学，生物学を強化したプログラムを履修する。

2-3-2. Medical school への入学

日本では大学に医学部があるのに対し，米国では medical school という 4 年制の専門大学院がある。州立大学の場合は，各大学の置かれる州の出身者が優先される。

（1）出願から 1 次審査

4 年制大学を卒業して，MCAT（Medical College Admission Test：課題作文，生物学，化学，物理学，英語）と呼ばれる全国共通試験を受験する。MCAT のスコア，大学の成績証明，共通作文を AAMC（Association of American Medical Colleges：米国医科大学機構）のホームページより提出して審査を受ける。

ほとんどの medical school が，受験者にボランティア活動を要求している。これは必要項目ではないが，ほぼすべての受験者が平均 2 以上の病院や医療の現場でのボランティア経験があるため，経験がない受験者はまず受からない。

（2）2 次書類審査

各 medical school による 1 次審査を通過すると，各校から 2 次審査の願書が送付され，書類審査のため次の提出書類が必要となる。

大学時代の教官からの推薦状と，医療問題，倫理問題に対する見識を問う作文や具体的な志望動機などの作文を提出する。この情報で書類審査が行われ，入試委員会によって面接者が選抜される。

（3）面接

Medical school の入学審査では，この面接が一番のキーとなる。

30 分～1 時間程度の 1 対 1 の個人面接が行われる。面接では，医師になりたい理由，成績や課外活動，そして提出した作文についての質問を受ける。

最終的に委員会審査により，合否が決定される。

2-4．Medical school の教育と学費

2-4-1．Medical school（4 年間）

Medical school での教育は病院の医師などではなく，医学教育の専門家が行う。

教育課程は 4 年間で，前半 2 年間を基礎医学，後半の 2 年間を臨床実習と sub-internship（研修医研修）にあてている。カリキュラムは LCME の審査要件を満たす必要があるが，各校それぞれの特色を出すべく知恵が絞られている。

この 4 年間の間に米国医師免許試験（United States Medical Licensing Examination：USMLE）を受ける（図 4）。

米国の医学教育

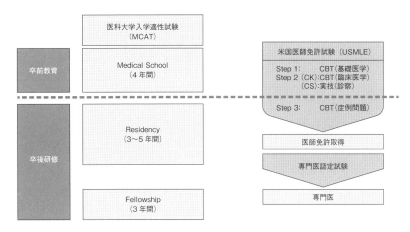

図4. 米国の医師養成システム

2-4-2. Medical school の1年間の学費

2009年度の medical school 1年生の年間の学費・諸経費・健康保険の総額は，州立大学において州内出身者では約2.5万ドル（約250万円），州外出身者では約4.5万ドル（約450万円）。また，私立大学では約4.3万ドル（約430万円）であった[5]（表2）。

2013年度の日本の国公立大学の1年間の学費の平均は約60万円，私立大だと約550万円になる[6]。米国には，日本の国公立大学のような比較的安い学費の医学部はない。

表2. Medical school の1年間の学費

	1年間学費平均
米国州立大学（州内出身者）	250万円
米国州立大学（州外出身者）	450万円
米国私立大学	430万円
日本国公立大学	60万円
日本私立大学	550万円

米国学費[5]（2009年），日本学費[6]（2013年），1ドル＝100円

2-4-3. 学生のローン地獄

医学生の約半分は奨学金を受けていて，卒業時に8割がローンを抱え，平均負債額は約10万ドルにも及ぶ。研修後の返済期間に入ってからは毎月3000ドルを10年以上にわたり支払い続けなければならないほどのローン地獄である。

2-5. 米国医師免許の取得

2-5-1. 米国医師免許試験
医師免許試験（USMLE）には3ステップある（図4）。

Step 1
基礎医学の知識がメインで問われる試験。コンピュータの画面上で正しい回答を選択する（Computer Based Test：CBT）。

Step 2
臨床系の知識，技能を問われる。Clinical Knowledge（CK）はCBTで行い，Clinical Skill（CS）は実技試験で模擬患者を実際に診察し，カルテに記載する。

Step 3
Step 2から踏み込んだ臨床系の知識，技能が問われる試験でCBTにより行う。研修医としてのトレーニングが始まってからこの試験を受ける。

Resident として病院で研修を行っている時期だが，研修病院内での医療行為には，医師免許は必要ない。

2-5-2. 医師免許申請
Step 3まで合格して，ここから初めて州の医師免許申請が始まる。医師免許申請に大きく2つのパートがある。

(1) Federation of State Medical Boards（FSMB）での書類審査
　まず，連邦医師免許ボードにおける書類審査が行われる。

(2) 州ごと（Department of Health：DOH）の書類審査
　FSMBの厳しい書類審査後，DOHに認可の手紙が送られ，DOHでの審査が開始される。最終認可後に，医師免許が郵送される。FSMBへの申請から最終認可まで約6ヵ月間かかる。

2-6. 米国医師免許を取得後の医師養成システム
「マッチング」という制度によって配属される研修病院先が決められる。基本的な処置や診療のみが許可され，医療現場での臨床研修がスタートする（図4）。

2-6-1. 病院でのinternship（1年間）
Internは医学免許を持ったばかりの実習生で，無給である。
研修病院での臨床研修最初の1年を「internship」と呼び，主要診療科を一通

り回るのが一般的である。

「teaching hospital」は大学病院か総合病院で，種々の研修を行う。

Intern は病院内でのみ医療行為が認められており，患者の処方せんを書くこともできる。

2-6-2．Residency（3〜5年間）

Intern 後，専門分野に分かれ，各科ごとに研修期間の異なる「residency」と呼ばれる段階に進み，各科それぞれ3〜5年（内科は3年，外科は5年）の研修が行われる。研修医は resident と呼ばれる。

研修後は「board certification examination（認定試験）」という試験を受験し，これに合格すると「board certified」つまり各専門科目の board（認定会）から認定されたことになる。「一般内科医」「一般外科医」等の称号となり，医師としての一般的な活動が可能になる。

2-6-3．Fellowship（3年間）

さらにこの後，「fellowship」と呼ばれる専門医研修課程がある。たとえば，内科では3年間の一般 residency の後，さらなる専門性を高めたい人がそれぞれの専門科（循環器内科，腎臓内科，消化器内科など）の fellow を目指す。

Fellowship を卒業した後の専門医試験に受かれば，専門科認定医となり，高度な医療行為を行うことができ，州認定の医療スタッフになれる。年棒も 1.3〜1.8 倍になるのが相場らしい。

「MD」の後ろに付いている「FACS」「FACC」「FACP」などは，それぞれ「Fellow of the American College of Surgeons」「Fellow of the American College of Cardiologists」「Fellow of the American College of Physicians」の略で，専門医の称号である。

2-6-4．Medical director

患者に提供するメディカル・ケア全般の責任を負う人物のことを「medical director」と呼ぶ。Private clinic では院長に相当する。

2-6-5．専門医までの道のり

4年制の大学を卒業してスムーズに medical school に入学して，26歳で卒業する。Residency を終えて医師としての一般的な活動が可能になるのが，内科

医は 29 歳，外科医は 31 歳である[5]（**表3**）。青春期を経て，家庭を持つ時期でもあるが，日々の研鑽が必要な時期である。

表3. 米国の医師養成課程での必要年数と年齢[5]

	必要年数	年齢	学ぶ内容
High School	4	13～18	基礎・教養
University	4	18～22	Medical School の準備
Medical School	4	22～26	医学知識
Residency	3～5*	26～29, 31*	専門家研修
Fellowship	3	29～32, 31～34*	高度専門家研修

residency の必要年数：内科は 3 年，外科*は 5 年

2-7. 米国の研究医教育（MD／PhD）

臨床研究と基礎研究の橋渡しとなるような指導者の需要を満たすため，NIH（National Institutes of Health：米国国立衛生研究所）は 1964 年に MD／PhD 兼学課程に対する MSTP（Medical Scientist Training Program）というグラント制度を設け，現在までに多くの medical school が MD／PhD 兼学課程を設けている。

カリキュラムは，「臨床前の 2 年間を一般の MD 課程の学生と一緒に受け（同時に一部大学院の講義を受け研究も行う），次の 2～4 年程度は博士研究を行い，最後に再び MD 課程と合流して 2 年間の臨床実習を受ける」というものである。

大学の研究医は臨床医に比べて給与水準が低いため，この課程の学生（各 medical school で約 10 人程度）には一般的に学費免除・生活費支給という厚遇が施される。

2-8. Medical school 入学者の多様性

米国の medical school は社会人入学者がとても多く，入学者の半分近くが，大学卒業後に何らかの学生以外の活動を経てから入学してくる。

理由の一つとしては学費を自分で払うという社会常識があり，その資金準備である。また，医師になる動機づけが重要な選考基準となることから，国際協力やコメディカルといった医療関連の仕事をして志を固める人も少なくない。

一般的には，大学の研究室でテクニシャンとして働きながら 2～3 年かけて貯金し，同時に推薦状を獲得する道が多い。そのほかにもさまざまなキャリアの人（救急救命，家具職人，エアロビクスの指導員，研究員，看護師）など実に多様である。

2-9. Medical school への入学審査が不合格の場合

　Medical school への入学審査に漏れた場合，post-baccalaureate program と呼ばれる1〜2年間の卒後大学教育を受けることが一般的である。そこでは大学の成績表で弱かった科目を再履修したり，MCAT を再受験したり，研究室に出入りして研究経験を積み，推薦状を獲得することが行われる。

　Post-baccalaureate program を経ても入学が困難な場合には，国外にあるアメリカ人対象の medical school に進んで米国人 FMG（Foreign Medical Graduate：米国外の medical school 出身の研修医）となるか，osteopathic medicine（DO 課程）に転向するといった選択肢が残る。

2-10. 米国の医療恐慌

　日本でも医師不足，医療危機が叫ばれているが，米国の現状も深刻だ。

2-10-1. Primary care doctor への志望者減

　米国医師会が行った調査によると，卒業を控えた医学部学生のうち「primary care に進みたい」と答えたのはわずか2%だったという。

　Primary care とは初期診療のことで，米国では患者は通常 family doctor と呼ばれる開業医の診察を受け，そこから専門医の紹介を受ける。つまり医療システムの末端を支えるのが primary care の存在である。

　近年の傾向として，primary care の開業医は専門医に比べて収入が少ないなどの理由から志望者が減っている。米国医学部の学費が年々上昇していることもあり，医学生は平均で15万ドルの負債を抱えて社会に出る。その負債を返すには primary care では採算が合わない，と多くの学生が考えている。

　もう一つの問題は，医療訴訟保険の高さである。米国では医療訴訟専門の裁判所設置が議論されるほど，訴訟件数が多く，ここ40年間，年間12%ずつ増え続けている。

　医師側が敗訴した場合の補償金額平均も，現在では100万ドルを上回っている。万が一に備えて primary care doctor が支払う医療訴訟保険は最低でも年間1万ドルといわれる。大規模な診療所を持つ医師の中には保険料だけで年間100万ドルを支払う人もいる。この現状から，保険が安い州に clinic を移すか，諦めて廃業する医師も多い。米国の人口は増え続けているにもかかわらず，primary care doctor の数は横這いか，州によっては減少し，将来の医療崩壊につながる，と懸念する声もある。

一方，この状況を見越して「医学部卒業生を優先的に採用する」投資顧問会社が現れた。「数学的能力に恵まれ，検証を大事にする医学教育は投資の世界で重要な戦力になる」のだと会社幹部は話す。

医師会側でも小学生を対象に，医師という仕事をより良く理解してもらいたいと「一日ドクターの体験コースを提供する」病院も出てきた。理系離れが心配される中，「医師という仕事に早くから興味を持ってほしい」という考えである。しかし，医師会側は，「訴訟権の乱用」とまで批判される医療訴訟の現状が改善されない限り，primary care 離れは進むと考えている。

2-10-2. 最大の懸念は医師不足

連邦政府機関の調査によれば，現在すでに米国民の約 20% は primary care doctor が不足している地域に住んでおり，16% は歯科医が著しく不足した地域に，30% は精神科医が圧倒的に不足している地域に暮らしている。米国医学会の試算によれば，このまま何の方策も取らなければ，2020 年までに，全米で，primary care doctor は 4 万 5000 人，専門医は 4 万 6000 人も不足する見込みだという。

歯科学界にはまた別の事情がある。米国では 1980 年代，90 年代にそれぞれ 7 校の dental school が閉鎖された。これに伴い，80 年代には年間 6300 人が歯科医師となったが，現在では年間 4000 人にとどまる。その現象の原因は「予防ケアが徹底され，歯科疾患が克服されてしまった」からだというが，それはミドルクラス以上の人口についてであって，社会経済的な弱者については，いまだ課題である。無保険で歯科の予防的ケアを受けてない人々への歯科医へのニーズはかなり大きい。歯科医不足が懸念される。

2-10-3. 医師不足から新規患者に対する医療の質の低下を心配する声も

医師不足になると新規患者の受け入れが困難となる。つまり，保険はあっても医療が受けられないので，オバマケアで新たに保険を得る約 3100 万人（今後 10 年間の政府試算）に対する懸念が高まっている。

医師不足から患者間に予約獲得競争が起きれば，条件の悪い患者から排除されてしまう可能性がある。まず切り捨てられるのは支払い率の低いメディケイドだ。そうした事態になれば，オバマケアが実現したメディケイドの給付拡大は実質的な意味を全く失ってしまう。オバマケアの次の課題は，医療サービスの安定供給のための施策である。

3. 関連情報

3-1. 医学現場でのグーグルグラスの実用化（2014）

　米国ではグーグルグラスを活用する医師が増えている。使い方としては自身が行う手術を撮影して，映像はカンファレンス・医師の研修用教材として活用している。録画だけではなく，手術のライブ放映も可能である。

　一方，現場に導入するのは時期尚早との意見もある。カメラ位置が違うため医師の目線と同じ映像が撮れない，ビデオ撮りをするとバッテリーの消耗が早いなどの改善点が指摘されている。また，現在のセキュリティ・レベルでは医療用には不十分との声も無視できない。

　だが，医療機関はグーグルグラスが従来のビデオ記録装置に比べて経済的である点を評価し，医師は「手を使わなくてよい」ことが医療場面に適している点を高く評価している。

——医療現場は，ますますハイテク化が進んでいく。

3-2. オンライン医師レビュー（2014）

　レストラン選びにウェブサイトのレビューを読むのはすでに常識である。だが，医師選びに複数のレビューを参考にするという患者は，米国でもまだ少ない。医師にかかる前にウェブのレビューを読む人は4人に1人で，レビューを参考にして医師を選んでいるのは，そのうちの3人に1人（全体の8％）である。

　レビュー・サイトへの書き込みが増え，サイトの読者が増えていけば，医師評価サイトも一般的な評価サイトと同程度の信頼性を得るように育つだろうというのが期待である。そのような消費者は確実に増加しており，医師はレビュー・サイトへの書き込みを無視できなくなってきている。

　現在，米国には大小合わせて約50の医師評価サイトがあるといわれているが，そのうちのトップランナーは，http://www.healthgrades.com，https://www.ratemds.com，http://www.vitals.com の3サイトである。

——お知り合いの doctor を check！

4. まとめ

　近年，アジア・中東・ヨーロッパ諸国において，Pharm.D. を授与する薬学部が出てきている。これらは「その国独自の Pharm.D. 課程」である。

　日本の6年制卒業生を Pharm.D. と考えている人もいるが，「米国の Pharm.D. 相当」とするにも無理がある。米国の Pharm.D. 課程は1960年代から50年にもわたる歴史があり，さらにより良い臨床家教育を目指して，発展・進化し続けている。日本は4年制が6年制に変わったばかりで，「形」は整ったが「中身」が米国に追い付くにはまだかなりの年月を要するだろう。

　また日本では，医学部2023年問題がある。2010年，米国のECFMG（Educational Commission for Foreign Medical Graduates：外国の医学部卒業生に対して米国医師国家試験の受験資格を審査するNGO団体）が，「米国医科大学機構（AAMC）または世界医学教育連盟（World Federation for Medical Education：WFME，WHOの下部団体）の基準により認証を受けた医学部の学生でないと，2023年からは米国医師免許受験を認めない」という通告を全世界に発信した。

　日本の医学部卒業生の中で受験する人は年間50～100人であるが，これを契機に日本の医学教育を国際標準に適合させることとなり，医学教育の認証評価制度の導入が決定した。

　認証を受けるには，臨床実習の期間がネックとなる。現在の日本の医学部臨床実習は52週で，WFMEの基準を満たすには72週まで増やさなくてはならない。この問題に対処すべく，全国の医学部がカリキュラム改革を迫られている。

　世界の global standard は，やはり米国であると実感する issue である。

■参考文献

1）河野可奈子，町淳二：最低 36 週間の実地研修が必須，実践的な薬学教育．Drug magazine：44 – 48, 2010 May
2）厚生労働省：平成 26 年（2014）医師・歯科医師・薬剤師調査の概況
   http://www.mhlw.go.jp/toukei/saikin/hw/ishi/14/index.html
3）四国の全薬学部の連携・共同による薬学教育改革：土屋浩一郎，末永みどり，丸山徳見　他，アメリカの薬剤師と薬学教育視察
   http://www.bunri-u.ac.jp/shikoku-yaku/626
4）社会実情データ図録：医師数・看護師数の国際比較（OECD 諸国，2013 年）
   http://www2.ttcn.ne.jp/honkawa/1930.html
5）河野可奈子，町淳二：地域密着型医療の充実を目指す医学教育に改革，Drug magazine：2 – 5, 2010 April
6）偏差値ランキング図書館：医学部学費ランキング－私立医学部と国立大学医学部の比較
   http://2chreport.net/rank_01.htm

●コラム 〜 メリケン文化の豆知識 (4) 〜

【米国の結婚式】

カリフォルニア州では，両親の許可なしに結婚できる年齢は 18 歳以上。日本にはない結婚式前の行事を紹介する。

ブライダル・シャワー (bridal shower)

結婚式の 2 ヵ月から 3 週間前に行われる。友達や家族が未来の花嫁をギフトでお祝いする女性だけの伝統的なパーティーである。

ブライズメイド・ランチョン (bridesmaid luncheon)

新婦主催で結婚式の数週間前に行われる。ブライズメイド（結婚式での花嫁の付添人）が招待され，新婦が感謝の言葉を述べる。伝統的にはピンクのケーキが給仕され，ケーキの中に指輪が入っていたブライズメイドが次の花嫁になるといわれている。

バチェラー／バチェロレット・パーティー (bachelor / bachelorette party)

バチェラー・パーティーは，男友達が新郎の独身生活の終わりを惜しみつつ，未来を祝って開くパーティー。参加するのは新郎の親しい男友達や兄弟。バチェロレット・パーティーは，その女性版。結婚式の 1 〜 2 週間前に行うのがベスト。

リハーサル・ディナー (rehearsal dinner)

結婚式前夜に式のリハーサルが行われるが，その後に開かれるパーティー。通常，新郎・新婦とその両親，親戚，式の世話役や付添人も招待される。

【婚姻証明】

戸籍のある日本では婚姻に関する法的な手続きは「入籍」と呼ばれるが，戸籍の存在しない米国には「入籍」がない。では結婚の手続きはどうなっているのか。

居住カウンティー内の登記・登録オフィス (Office of the Registrar-Recorder) に出向くかオンラインで依頼して，婚姻証明書 (marriage license) を取得する。あるいは，教会の神父，裁判官などに結婚を宣誓し，婚姻証明書に署名をもらう。この婚姻証明書を期間内に所定の役所に提出すると婚姻が登録され，certificate copy（証明書）がもらえる。一般に婚姻証明とはこの certificate copy のことを指す。certificate copy は婚姻が登録された後，1 枚 14 ドルで発行してもらうことができる。

【結婚による永住権取得】

　日本人が米国市民権を持つ人と結婚して，米国に住む場合，永住権（green card）の取得が可能。ただし，最初は偽装結婚防止のために2年間のみ有効の限定永住権となる。この場合も，結婚が永住権取得のためでないことを証明するため，申請者と配偶者の財産が共有されていることを証明しなければいけない。

　たとえば，銀行口座・クレジットカードなどが2人の連名になっていること，2人が同居していることなどを証明する。米国人配偶者と血縁関係がない子どもを家族にする場合，婚姻の時点で子どもが18歳未満であれば，最近親者のカテゴリで永住権を申請できる。限定永住権から10年間有効の永住権に更新するには，条件付永住権となって丸2年となる日の90日前から権利満了となる日の間に，結婚した2人両方が署名した書類を提出して申請する。問題がなければ申請が許可され，10年間有効の永住権が発行される。もし，限定永住権を所有している2年の間に離婚してしまった場合は，永住権保持者本人だけでの申請ができるが，この場合は，結婚が真実のものであり，永住権目的で結婚したのではないということを証明する。

【日本人同士が米国で結婚する場合】

　米国で結婚して，certificate copy をもらっても，日本の機関で法的な手続きを踏まなければ，戸籍上正式には結婚したことにならない。日本人同士が米国で正式な婚姻をする際は，在米日本領事館を訪れ，婚姻の届出を行う。この届出が外務省を経由し，本籍地の市区町村に送られ，その人の戸籍に婚姻の記載がされることになる。反映されるまで1ヵ月以上かかる場合もある。

【米国出生の子ども】

　日本人夫婦，日本人・米国人夫婦の間に生まれた米国出生の子供は，出生の日から3ヵ月以内に在米日本領事館などで日本国内と同様に出生の届出をしなければいけない。米国は，その国で生まれた者のすべてに国籍を与える制度を採っているため，この出生の届出と一緒に国籍留保の届出をしないと，たとえ日本人夫婦の間に生まれていても日本の国籍を失ってしまうのだ。出生届をする時に，出生届書の「その他」欄に「日本の国籍を留保する」と記入して，署名押印をすることによって行うことができる。

【葬儀】

　遺体の処理は埋葬，火葬のいずれかで，従来は遺体をそのままお墓に埋葬することが多かったが，最近は遺体を火葬し，遺灰にしてからお墓に埋葬，もしくは海に水葬する

ケースが増えている。カリフォルニアでは海岸から3マイル以上離れた沖にて水葬を行うことができるが，山や砂漠などの陸に遺灰を撒くのは禁止されている。

葬儀の費用の全米平均は，棺を除いて5000～6000ドルである。

通常は1つのお墓に1人が埋葬されるが，2人まで埋葬できるタイプのものもある。家族揃って埋葬を希望する場合は専用のセクションを購入する。1人用のお墓は4×8平方フィート（120cm×240cm），深さは最低6フィート（180cm）の大きさ。

友人・友人宅に不幸があったと知ったら，すぐカードと花を送るのが習わし。ただし，ユダヤ教の葬式には花を送らず，カトリック教会の場合でも花は喜ばれないこともある。

葬式に参列する際に黒っぽい服装を選ぶのは日本と同じだが，葬式に香典はいらない。

【クリスマスカード】

喪中のクリスマスカードはどうするか？

日本では喪中にあたるとき，年賀欠礼のはがきを出すが，英語圏ではそのような習慣はない。喪中であることと，クリスマスは無関係なのだ。喪中の人もカードを出し，喪中の人にもカードを送る。親族を亡くした人にとっては，親しみと気遣いのこもったメッセージは温かい慰めになるだろう。クリスマスカードのデザインにも，楽しく賑やかなものから，神聖な雰囲気のカードなどいろいろある。

日本でも喪中の人に御歳暮を贈ってもよいとされており，喪中とプレゼントは無関係との解釈だろう。

ちなみにクリスマスカードは，必ず12月25日までに相手の手許に届くように送ること。郵便局では，国ごとに何日までに投函すれば25日までに配達できるかという表があるのでチェックしよう。英語圏では12月に入ると次々とカードが届き始め，届いたカードを部屋に飾る習慣がある。早く届く分にはかまわないが，遅れて届くのは失礼な印象が否めない。やむなく送りそびれたなら，クリスマスカードではなく，season's greetings（季節のご挨拶）カードにして，良いお年を，というメッセージに変えたほうが良いだろう。また，宗教の関係でクリスマスを祝わない人たちもいるので，注意しよう。

IX 米国の医療保険の仕組みとオバマケア

1. 米国の医療保険の仕組み

　米国に日本のような国民皆保険制度がないのは，周知の事実である。主な公的医療保険は，高齢者向けのメディケアと低所得者向けのメディケイドに限定され，国民の約32％をカバーしているにすぎない。約16％の国民（4900万人）は無保険者のまま放置されている。それ以外の国民は民間医療保険に加入しており，その多くは雇用主が契約している。

　米国の国民医療費はGDPの16％（2013年）にも達し，日本・欧州諸国の1.5～2倍の高水準にあるが（**図1**），無保険者や弱者を切り捨てたままにしている。その結果，米国は最先端の高度医療技術では世界をリードしているが，平均寿命や乳児死亡率では先進国の中でも最低レベルにある[1]。

（注）平均寿命：日本83歳，米国79歳／乳児死亡率（出生1000人当たり）：
　　　日本2.5人，米国6.8人

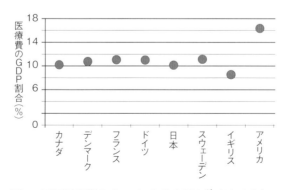

図1．国民医療費のGDPに占める割合[1]（2013年）

これら公的医療費の高騰を抑制する試みとして，オバマ大統領が国民皆保険制度導入をはじめとする医療制度改革案，通称「オバマケア」を提案し，2010年3月に議会を通過して成立した。2014年1月1日より保険適用が始まった。

本章では，「米国の医療保険の仕組み」と「オバマケア」を説明する。

1-1．公的保険の種類

公的医療保険は，6種類ある。その中で，一般の米国人が条件を満たせば加入できる① メディケア（Medicare），② メディケイド（Medicaid）と③ 州子供医療保険（State Children's Health Insurance Program：SCHIP）がある。④ 軍人には，現役軍人とその家族を対象にしたトリケア（Tricare）と⑤ 退役軍人個人のためのVA ヘルスケア（Veterans Affairs）がある。そして，⑥ 米国インディアンとアラスカ先住民のためには連邦医療プログラムがある。

メディケアは，65歳以上の高齢者と身体障害者，慢性腎不全患者（以上，年齢不問）を対象とした医療保険で，連邦政府が管轄している。メディケアを受給するには，メディケア・タックスを10年以上納めていなければならない。受給資格に達していない人は，メディケアパートA（入院費用に適用），パートB（外来費用），パートD（処方薬費用）への加入費がそれぞれ必要である。表1に，保険料，給付，自己負担の内容をまとめた。公的保険というので，保険料・医療費が不要と思われがちであるが，間違いであることに留意いただきたい。

メディケイドは，一定収入に満たない母子家庭や障害者や高齢者を中心に，年齢に関わりなく基準を満たした個人に支給され，連邦政府からの補助金と州政府の予算により運営されている[2]。

メディケイド受給資格で注意したいのは，受給対象者を「低所得世帯の妊婦と子供，子供を持つ成人の障害者」に制限しているので「子供のない，あるいは障害のない低所得世帯の成人」は，連邦政府が支給するメディケイド補助金

表1．メディケアパートの種類と保険内容

種類	加入	保険料	給付内容	自己負担
パートA	強制	雇用者と労働者が，収入の1.45%を負担	入院医療，高度看護施設，一部の在宅医療，ホスピスなどのサービス	各入院の60日までは，パートAの保険免責額である約1200ドルのみ。61日から90日までは，1日につき約300ドルの自己負担がある
パートB	任意	保険料の1/4を負担する。公的年金から引き落とし	医師の技術料，検査料，一部の在宅医療，病院外来医療	毎年の免責額は135ドル 大半のパートBサービスの自己負担額は20%
パートD	任意	月々の掛け金が必要	外来処方薬	免責額まで全額負担。それ以降25%を自己負担

の対象ではないことである。

連邦政府は総歳出の約20%を医療費にあて，州政府は約40%をあてている。両政府にとって医療費の負担は大きく，削減のためのさまざまな戦略を試みているのが現状である。

1-2. 民間保険の種類

民間医療保険は，従来は患者がかかった一定割合の自己負担額を支払うという出来高払いシステム（indemnity plan）が主流であった。しかし，医療費の高騰から保険料の値上げを繰り返し，医療費抑制の目的で管理医療型（managed care plan）に変化していった[3]。また企業も高騰する医療費の抑制策として，管理医療型へと次第に移行して現在では主流となっている。表2に各タイプの負担割合と保険内容をまとめた。

この管理医療型保険はコスト削減が優先されており，加入者は医療機関の選択制限があること，治療内容・薬剤についても厳しく管理されており，医師・患者が自由に治療内容を決定できないというデメリットがある。

管理医療型保険には，PPO（Preferred Provider Organization），HMO（Health Maintenance Organization），POS（Point of Service）があり，現在主流になっているPPOとHMOの2種類について以下に比較した。

PPOはどんな専門分野のドクターでもネットワークの中から自分で選べるのに対して，HMOは必ず主治医（primary care physician；gate keeper）を訪ね，主治医の許可を得ないことには外科や皮膚科などの専門医を受診できない。

ドクターのネットワークは，圧倒的にPPOのほうが広く，ほとんどの医療機関はPPOのネットワークに加盟している。また，ほとんどの最先端治療が保険の対象になっている。HMOは，ネットワーク外の医療機関ではいっさい保険が適用されず，治療内容にも制限があり，特に最新医療は適用されないケースも少なくない。

表2. 保険プランの負担割合と保険内容[3]

保険プラン	保険形態	個人負担	メリット	デメリット	加入割合
FFS (Fee for Service)	出来高払い (Indemnity)	診療費×自己負担率	・医療機関を自由に選択 ・治療内容・薬剤に制限なし	・保険料が高い ・自己負担が高い	11%
HMO (Health Maintenance Organization)	管理医療型 (Managed care)	自己負担なしか，わずかな負担額（外来，入院，手術も）	・最も保険料が安い	・ネットワーク内の医療機関のみ ・医療の質・コストに制限あり	14%
PPO (Preferred Provider Organization)	管理医療型 (Managed care)	一定の金額まで自己負担（ex.5,000ドルまで30%負担）	・医療機関を自由に選択 ・医療の質・コストの自由度は高い	・HMOより保険料が高い	70%
POS (Point of Service)	管理医療型 (Managed care)	自己負担なし（POSネットワーク内）	・自由度はHMOとPPOの中間	・ネットワーク外の医療機関を選択すると自己負担額が大きくなる	5%

HMOのメリットは，自己負担額の少なさで，診療時に支払う自己負担額は無料か10ドル程度に設定されている。PPOにおける自己負担額は保険プランにより，金額が設定されているプランもあれば，パーセンテージで比率設定（30%が多い）されているプランもある。
　筆者は，Anthem（元 Blue cross）のPPOに加入している。図2が健康保険のカードで，記載のように受診ごとに30ドルを支払い（Office Visit $30がco-pay〔窓口負担額，7章「2-5-3. 薬局での値段」で詳述〕），かかった医療費は500ドルまでは全額自費で支払う（Medical Deductible $500）。

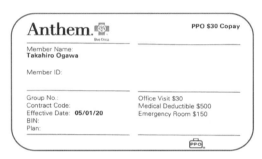

図2．筆者のPPO保険証の記載内容

　歯の保険（dental plan）は，医療保険には含まれていないため，別途加入しなければならない。

1-3．米国の医療保険の仕組み（1）加入義務がない

　米国の医療保険の第一の特徴は，民間保険が主流で加入義務がないことである。
　2013年のCensus[4]（国勢調査，図3）によれば，公的保険のメディケア対象

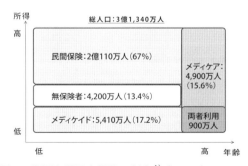

図3．米国各種医療保険の割合[4]（2013年，Census）

者は 4900 万人，メディケイド受給者は 5410 万人で，合わせると約 33% になる。民間保険の加入者が 67% の約 2 億人で，残りの約 4200 万人に上る無保険者の存在が社会問題となっている。

無保険者が高率な層は，19 歳以下の子供で 9.8%，黒人の 15.9%，ヒスパニック（メキシコ，キューバ，プエルトリコなどのラテンアメリカ）の 24.3% である。

1-4. 米国の医療保険の仕組み（2）医療価格の設定が自由

米国の医療保険のもう一つの特徴は，医療価格の設定が自由なことである。現在の医療費の高騰は大きな社会問題であり，企業，一般市民，財政への悪影響が大きい。

たとえば，1 世帯当たりの医療費が 2002 年には 9200 ドルだったのが，2009 年には 1 万 7000 ドルと 1.8 倍に高騰している。雇用主が健康保険料の 7 割を負担しているので，医療費の高騰は企業経営にも悪影響を及ぼす。

この医療費の高騰の背景には，長寿化，医療の高度化，研究開発費の高額化がある。特に米国では，医療関係の GDP 成長率が急激に伸びていて，日本，EU 諸国が 10% 前後に対して米国は 16% である（図 1）。

1-4-1. 医療系の年収

米国では医療系の給料はほかの職業より当然高く，日米の診療科別の比較を行っても，日本の約 3 倍高給である[5]（**表3**）。

外科系は高度な医療技術が必要なため，米国では循環器外科，整形外科が 1 位，2 位を占めたのに対して，日本では，一般外科が 9 位で手術系の科はランクインしていない。

専門家は「海外では専門職の評価が非常に高く，高給になる傾向にある」とのことだ。この医療系の高給が米国医療費の高騰を押し上げている大きな原因だ。

表3. 日米診療科別年収ランキング[5]

順位	日本		アメリカ	
	診療科区分	年収	診療科区分	年収
1	在宅医療	1365	循環器外科	6510
2	腎臓内科・透析	1330	整形外科	6160
3	整形外科・スポーツ医学	1317	消化器科	5640
4	精神科	1303	泌尿器科	5110
5	一般内科	1301	皮膚科	4940
6	泌尿器科	1298	救急科	4280
7	老年内科	1294	一般外科	4200
8	消化器内科	1291	耳鼻咽喉科	4140
9	一般外科	1287	呼吸器科	4110
10	産婦人科	1285	循環器内科	3610
11	脳神経外科	1284	神経科	3440
12	耳鼻咽喉科	1281	産婦人科	3420
13	呼吸器内科	1281	リハビリテーション科	3030
14	消化器外科	1277	総合診療科	2880
15	循環器内科	1274	精神科	2800

1-4-2. 医療費

　医療サービスにかかる費用も米国の場合は非常に高額になっている。たとえば，出産の費用は日本では約1週間の入院費用も含めて約50万〜60万円程度であるが，米国では入院は1日で150万円くらいかかる。盲腸の手術も米国で受けると最も医療費のかかるニューヨークで約240万円になる。

　米国では，医療機関や医師によって費用が異なるのはもとより，同じ医療機関で同じ医師から同じ治療を受けても，その費用は保険会社によって異なり，同じ保険会社の同じ保険でも，その保険に加入している企業によって異なるというように一律ではなく，case by case basis だ。

　ニューヨーク・タイムズ紙が大腸の内視鏡検査の費用を取材したところ，ニューヨークのA病院では6385ドル，B病院では9142ドル，ニューハンプシャー州の病院では7563ドル，ノースキャロライナの病院では1万9438ドルであったという。

　これは保険会社からの額面上の被保険者への初回請求で，ここから保険会社による医療機関への値引き交渉が始まる。交渉の進展に応じて改訂された請求書が何度か送られてくるので，最後の確定請求書に対して支払いを行えばよい。あわてて，最初の請求書を見て額面通りに支払ってはいけない。

　上記の内視鏡検査であるが，いずれも3500ドル前後で決着したとのことだ

が（初回請求は2〜5倍以上であったことになる），国際機関による調査結果では，大腸内視鏡検査の全米平均費用（2012年）は1185ドルであった。「市場原理に立つ医療」の現実である。それでも，日本の5〜6倍以上の費用がかかる現実が，米国の国民医療費を高水準にしている原因であることは明らかである。

このような公的保険，医療費の高騰の問題解決のためにオバマ大統領は医療保険制度改革に取り組んでいる。

2．医療保険制度改革法：オバマケア

2-1．オバマケアとは
2-1-1．背景と経過

オバマ大統領が取り組む医療保険制度改革はAffordable Care Act（ACA）という名称のほか，通称オバマケア（Obamacare）とも呼ばれる。

オバマ大統領が，保険未加入者にも医療保険が加入できるようにと大統領選挙の公約に掲げた。法律としては2010年3月に大統領署名が行われ成立した。その後，反対派から違憲性が問われて裁判となったが，2012年6月に連邦最高裁で合憲であるとの判決が出た。

オバマケアの2014年実施に関して，共和党が多数を占める下院は1年延期をする予算案を可決したが，民主党が多数を占める上院が予定通りの実施を求める案を可決したため，予算案は2013年9月に不成立となった。その結果，10月から17年ぶりに2週間以上にわたって政府閉鎖となった。10月半ばが期限の連邦政府債務限度額引上げ法案は可決され，連邦政府による債務不履行は土壇場で回避され，2014年1月1日，オバマケア施行が開始された。

アメリカ議会予算局は，以後10年間で，保険加入者は3100万人増加し，加入率は83％から94％に上昇するが，費用も9400億ドルに上ると試算した。

2-1-2．医療保険制度改革の目的と施策

オバマケアは包括的な医療保険制度改革で，国民に保険加入を義務づけ，保険の支払いが困難な低所得者には補助金を支給することにより，保険加入率を94％程度まで高めることを目的としている。主な施策として，以下が挙げられる。

（1）政府が提供するメディケイドの取得要件を緩める。
（2）収入が一定未満の人には保険購入の際に補助金を出す。
（3）保険プランを容易に比較して購入できる政府保証の市場（health insurance exchange）をつくる。
（4）保険プランに終身および年間支払い限度額を設定することを禁止する。
（5）保険会社に契約前発病を理由にした保険加入拒否を禁じる。
（6）Preventive care（予防としての健康診断）を無料にする。
（7）保険に加入できる経済的余裕がありながら加入しない人に懲罰的税金を科す。

　こうした施策により，無保険による受診控えの結果，疾病が悪化してから医療機関を受診するために生じる健康寿命の短縮と，医療費の増加に歯止めをかけることを狙っている。また，予防医療の費用を無料化することで，人々の健康を増進し，過剰な検査や投薬に伴う医療費の支出を削減しようとしている。
　これらがすべて政府の思惑通りにいくかどうかはわからないが，オバマケアは予防医療やプライマリケアを重視し，そちらに重点的に予算を配分する構造になる可能性が高く，特に専門医を中心として，将来的に医師への収入が減るのではないかという強い懸念がある。
　医療の担い手である米国医師の反応は，2700人を対象にしたアンケートによると，70％の医師が法案のコスト削減効果に否定的である。61％が法案は医療の質向上に寄与しないと考え，また66％は法案が医師の裁量権を縮小すると考えている。一方で，54％が法案により医療アクセスは改善されると答えている。どうも，医師からはwelcomeではなさそうである。

2-1-3. 財源

　オバマケアで増税になりそうだ。高額所得者層に対するメディケア税の上乗せと医療機器関連企業（製造・輸入）に対する2.3％のexercise tax（物品税）が考えられている。そのほかに，医療費そのものを削減する施策も考えられる。
　個人的意見としては，そもそも日本の3〜10倍もの高騰した薬剤費・医療費を下げる努力が最優先なのではないかと思う。

2-2. オバマケアのいまある問題点

　オバマケアに関する種々のトラブルが，オバマ米大統領の支持率低下につな

がる状況だ。以下の 3 つの大きな問題に直面し，オバマ政権は防戦を余儀なくされている。

2-2-1．医療保険未加入の場合，罰金が科せられる

医療保険に加入していない場合，罰金が科せられ，追徴課税として納税する必要がある（表 4）。

表 4．医療保険未加入時の追徴課税額[6]

年	保険未加入時の追徴課税額			
	大人	子供	家族の上限	年収の割合
2014	$95	$45	$285	1.0%
2015	$325	$163	$975	2.0%
2016	$695	$348	$2,085	2.5%

罰金額は，2014 年には大人 1 人 95 ドルか年収の 1% のどちらか高いほうを支払わなければならない。家族がある場合には，合算して上限が 285 ドルである[6]。

2015 年には 325 ドル，16 年には 695 ドルへ，年収では 15 年に 2%，16 年には 2.5% に引き上げられる。なお，年収 1 万ドル以下なら罰金は免除である。

2-2-2．保有保険の解約通知の送付

保険会社が現行の保険ではオバマケアの基準に合わないとし，顧客に解約通知を相次いで送付している。

オバマ政権は医療保険制度導入で加入済みの保険は継続できると約束していたにもかかわらず，自営業者を中心に個人の加入者に対し保険会社は解約手続きに踏み切っている。

予防・精神衛生・処方せん費用など必須項目がカバーされていないというのがその理由だ。保険会社からの解約の通知を受けた人は 700 万人といわれている。

共和党議員からは，規定を改正すべきとの意見が多く，オバマ大統領は謝罪するとともに，これらのプランの契約の 1 年延長を認めると発表するまでに追い込まれた。

2-2-3．個人・企業への保険金負担の増加

企業の医療保険負担が増加し，従業員への負担に波及する公算が高くなって

いる。65歳以下の医療保険加入者1億4900万人の医療保険負担が5〜7%増加すると伝えている。一部の企業は，オバマケアを保険金値上がりの槍玉に挙げている。

過去10年間における家計の医療保険負担は2412ドルから4565ドルと89%も増加している。企業の負担も6657ドルから1万1786ドルと77%も増加し，これ以上に家計・企業への負担が多くなることが予測されている。

さらに，企業が医療保険の負担を減らす目的で医療保険の質を落とせば，家計への負担増となる可能性もある。たとえば，co-payと呼ばれる患者の負担は，保険の種類によって20ドルから40ドルとさまざまであり，企業が負担を減らすために掛け金を下げ，保証の質を下げればco-payは高くなる。オバマケア導入で，負担の重さがさらに大きくなることが想定される。

2-3. オバマケアによる米国経済への影響

米国経済学者は，「経済的な影響は一部で大きいものの，全体的には小幅」との見方だ。

2-3-1. 景気全般・財政赤字

医療機器会社や製薬会社を含めた医療産業，高額所得者への税率引き上げが行われるだろう。

オバマケアの収入源として，2つ考えられている。
(1) メディケアの予算を削り，さらにメディケアの増税。
(2) ジョイント（夫婦）で年間25万ドル，個人で12万5000ドル以上の収入者の年間3.8%の新規税制度。

このように財政面で景気を下支えできるとの見通しだが，医療産業，高額所得者にはかなりの負担となる。

2-3-2. 労働市場

週に30時間以上勤務するフルタイム従業員50人以上の企業に対し，正社員の医療保険への加入が義務づけられた。一部の企業は，医療保険と罰金（30人を超える従業員から数えて1人当たり2000〜3000ドル）のコストを判断した上で罰金を選ぶ可能性があり，会社からの福利厚生を失う従業員が出てくる可能性が高い。

米国全体で6分の1を占める29～49人の従業員を有する企業が，採用に消極的になる可能性も指摘されている．それに伴い，パートタイム従業員の増加を加速させる．

2-3-3．物価

医療保険料が増加する分，診療費削減が行われる可能性もある．同時に個人消費量が減少する懸念もある．現在の見通しでは，消費者物価指数に占める医療保険料の割合は0.7％程度とされるので大きな影響はないのかもしれない．

医療関係での増税に関しては，医療機器に2.3％のexcise taxが掛けられている．

2-4．保険料，保険プラン，補助金

オバマケアでは，消費者が家計収入の一定パーセントを保険料として納入しなければならないと規定している．

一定パーセントは家計収入が連邦貧困レベル（Federal Poverty Level：FPL）×何パーセントであるかで決定される（2013年のFPLは1人の場合1万1490ドル，4人家族の場合2万3550ドル）．たとえば，家計収入がFPL×150％の場合には，家計収入の4％を保険料として納入する．家計収入がFPL×300％の場合には，家計収入の9.5％を保険料として納入しなければならない．

日本の場合はどうであろうか．国民健康保険料の計算式は，次の3つで決まる．① 世帯当たりの額（平等割），② 世帯の加入者数に応じて計算（均等割），③ 世帯の資産に応じて計算（所得割）．

一人暮らしのA君の年収が400万円（給与所得266万円）とした場合を計算してみた．

<u>2万4000円</u>（平等割）＋<u>2万1000円</u>（均等割）＋（266万円―33万円）×<u>8％</u>（所得割）＝23万1400円．月額約2万円となる（ただし，この計算式の下線部の数字は，各市町村の台所事情により変わる）．

日米での給与所得別の年間保険料の比較を行うと，給与所得が346万円以上になった場合，若干米国のほうが高額となるが，それ未満になると米国では日本の半分以下の保険料となる．ここに，オバマケアの低所得者への配慮がみえた（表5）．

表 5. 日米での単身者の給与所得別の年間保険料の case study

国	クラス	料率	給与所得	年間保険料
米国	FPL×150%	4%	172万円〜345万円	6万9千円〜13万8千円
	FPL×300%	9.5%	>346万円	>32万9千円
日本	なし	約8%	172万円〜345万円	15万6千円〜29万4千円
			346万円	29万5千円

日本の年間保険料：1世帯当たりの額2万4000円＋世帯の加入者数に応じて2万1000円＋(給与所得−33万円)×8%。下線部は市町村によって変動する。

次の4種類の保険プランが，オバマケアを複雑にしている。①政府が指定する必須の医療給付の6割をカバーするブロンズプラン，②7割をカバーするシルバープラン，③8割カバーのゴールドプラン，④9割カバーのプラチナプランである。消費者はどのプランを選んでもよいが，補助金はシルバープランの保険料に基づいて算出される。

補助金の額は，家計収入によって変わってくる。この複雑な関係を説明する一例として，オハイオ州に住む60歳の非喫煙者が最低ラインのブロンズプランに加入した場合の家計収入・保険料自己負担・補助金の関係を示した[7]（図4）。

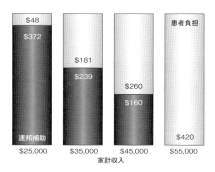

図4. 家計収入による保険料自己負担額と補助金額[7]

家計収入が2万5000ドルの場合は，連邦政府から月額372ドルの補助金が支給され，自己負担は48ドルとなる。一方，家計収入が5万5000ドルを超える場合には，補助金はゼロで全額自己負担しなければならない。

ここでも，低所得者に健康保険の加入を勧めるための策が見えるが，いまの時点でこれが功を奏しているのかの見極めは難しい。

2-5. オバマケアの厳格さから見る日本の状況比較

オバマケアの医療改革の内容を見ていくと，法規制を含めかなり厳格である

ことを感じる。いくつかの点を日本の状況と比較してみた。

2-5-1. 徹底した財政規律遵守の方針
米国：国民皆保険化に要する費用は，増税，関連業界からの拠出，既存制度からの捻出で賄い，財政赤字は増やさない。
日本：財政赤字容認，欧米に比べても格段に低い医療保険料の引き上げに反対している（医療保険料の水準；独：14.6％，仏：13.9％，日：7.3〜8.2％）。

2-5-2. 保険加入を拒否する個人への罰則導入
米国：保険料の支払能力があるにもかかわらず，支払わない者には罰金として税金を課す。税率は漸増し 2016 年以降は最大年 2085 ドルまたは課税所得の 2.5％ のいずれか高い額（表4）。
日本：保険料滞納者が増大し加入者所帯数2千万所帯の2割を超えているが，医療法には罰則規定はなし。

2-5-3. 企業への医療保険給付を義務化
米国：従業員 50 人以上の企業には保険提供を義務づける。50 人未満の雇用主に義務は課せられないが，提供しない場合には，従業員1人について 2000〜3000 ドルを支払う。
日本：中小企業を対象とする健保協会には，加入義務の規定はあるが，不加入企業への罰則規定はない。そのため，加入済みの150万事業所に対して，約2割の30万事業所が未加入である。

2-5-4. 保険適用の範囲を拡大
米国：病気の予防療法の促進，公衆衛生の強化を医療保険に取り込んでいる。
日本：予防療法や検査は原則として保健不適用。

　この4点を比べるだけでも，日本の皆保険のほうが緩いことがわかる。個人の未加入者が2割，中小企業の2割が未加入の状況は，国民皆保険の看板を上げている日本にしては大変意外であった。

2-6. オバマケアの状況

2-6-1. オバマケア開始時（2014年）

2013年10月1日に「医療保険取引所」が開設された。正式名称は「American health benefit exchange」であるが，一般名称では「health insurance exchange」と呼ばれている。

カリフォルニア州など民主党知事の14の州では，州営の保険取引所を開設する一方で，テキサス州など共和党色の強い36州では州は設立に関与せず，代わって連邦政府が保険取引所を設立運営している。

サービスを開始した同サイト，ニューヨーク州では30分間で250万人がウェブサイトにアクセスしようとし，カリフォルニア州では1秒間に1万回ヒットが報告されたが，ウェブサイトの能力不足からほぼ終日クローズドの状態になり，登録者数がたった6人，2日間で258人という惨憺たる結果になった。

共和党議員は「これらの故障は，オバマケアが機能しない証拠だと」厳しく批判したが，オバマ大統領は「これだけの需要量は，ヘルスケア改革が数百万人の米国民にとっていかに重要かを示すものだ」と指摘した。

多難な船出となった「オバマケア」であるが，政府は2014年のオバマケアに基づく保険加入者が約800万人に達したと発表している。また，2015年には990万人になると予想した。

2-6-2. 開始から1年3ヵ月経過（2015年3月）

オバマケア実施によって，米国の無保険者が1580万人減少した。オバマケア施行前年の2013年の3分の2の人数となり，全米人口に占める無保険者比率は，2013年の14.4％から9.2％（2015年3月現在）に低下した。

連邦貧困基準による低所得層の無保険者比率の低下が大きく，いわゆるワーキングプア層でとりわけ高い効果を上げている。

カリフォルニア州民の62％がオバマケアを支持し，支持しないは32％だという調査結果が発表された。

共和党，民主党支持者の多い地域の別を問わず，また性別，年齢，人種などにかかわらず，おおむね高い支持率が得られた。

共和党支持者の間でも，オバマケアが「無保険者に保険購入のインセンティブを与えることに成功した」とのポジティブな評価が高かった。オバマケア法案成立直後の2010年に実施された同様の調査では，オバマケア支持は52％，支持しないが38％であったので，支持率の上昇，非支持率の低下は明らかで

ある。非支持率の低下は，当初「オバマケア実施で国民負担が上昇する」「保険料が大幅に値上がりする」などの懸念があったが，実際負担増が実感されないことが要因と考えられる。

——新しいことを始める前から心配ばかりして，反対するのはどこの国民でも同じである。「案ずるより産むが易し」の好例である。

3. 関連情報

3-1. Sunshine Act 施行
　　——アプリで医師，製薬企業に支払額一致を可能に（2013）

オバマケアに組み込まれた Sunshine Act（Open Payments：医師への支払い情報公開法）は，製薬・医療機器企業に対して，医師および公的病院へのすべての物品・金銭の支払い情報データを CMS（Centers for Medicare and medicaid Services：メディケア＆メディケードサービス庁）に提出するよう求めている。

これらのデータの情報収集が 2013 年 8 月に開始され，CMS は，製薬企業と医師の報告に相違のないこと，ならびに相違が生じた場合には早期に発見するために，医師に支払い情報についてのアプリケーションソフトを持たせることを計画している。

このアプリでは，支払いの追跡・確認，製薬企業への連絡もできる。米国は徹底的に本 Act を実行するようである。

3-2. フルタイムは雇用しない動きが飲食業界に（2014）

新規雇用に貢献をしている飲食業界に異変が起きている。フルタイムの雇用を削減し，パートタイマーに切り替える動きが出てきた。

これは 2014 年 1 月に施行されたオバマケアが原因である。50 人以上のフルタイムの従業員を雇用する経営者は，週 30 時間以上働く従業員に医療保険を提供しなければ罰金を科せられる。したがって，30 時間以上働く従業員をできるだけ減らしたい意向なのである。

4. まとめ

　米国には多くの無保険者がいる一方で，国民皆保険制度がないにもかかわらず，人口の約85％がなぜ医療保険に加入しているのか，疑問に思った。

　実はメディケア，メディケイドに加入している人以外は，職場を通じて医療保障を受けている。日本のように企業と従業員が保険料を折半するのではなく，雇用主が全額か，7～8割を負担している。筆者の属する米国法人も雇用主が全額負担である。

　このような医療保障は，第二次世界大戦当時，ルーズヴェルト政権がインフレ抑制のため賃金凍結を行い，雇用主が医療保険を従業員に与えたことに始まる。これ以降，職場医療保険が米国では一般的になった。

　これら医療保険に加入している人々は，低所得者に医療保障を与えるために，税金や社会保険料を支払って新たに公的医療保険制度を作ることに反対の立場だった。さらに，米国医師会や保険業界等などの利益団体が反対したことも，国民皆保険制度ができなかった理由である。これで謎が解けた。

■参考文献
1) 社会実情データ図録：OECD諸国の医療費対GDP比率（2013年）
　http://www2.ttcn.ne.jp/honkawa/1890.html
2) Japanese American Social Services Inc. メディケイド（Medicade）
　http://jassi.org/ お役立ち情報 / 健康、保険 / ニューヨーク州のメディケイド /
3) 堀真奈美，印南一路：米国医療市場の環境変化とマネジドケア，医療経済研究
　10：53-87，2001
4) US Census bureau：Number and Percentage of People by Health Insurance Status: 2013
　https://www.census.gov/hhes/www/hlthins/data/incpovhlth/2013/figure1.pdf
5) Epilogi：第5回　海外の医師の年収はいくら？診療科別の年収を国際比較
　http://epilogi.dr-10.com/articles/577/
6) HealthCare.gov：If you don't have health insurance: How much you'll pay
　https://www.healthcare.gov/fees-exemptions/fee-for-not-being-covered/
7) cleveland.com：Stephen Koff, What will and Obamacare policy cost you? Check out the rate with these tools
　http://www.cleveland.com/open/index.ssf/2013/11/what_will_an_obamacare_policy.html

●コラム～アメリカ四方山話（1）～

「米国なら50万円のカンファレンスでも数千人集まるのに，日本ではタダにしても数百人ですよね」。セミナーやカンファレンス，シンポジウムといった人が集まるイベントの話である。

たとえば，IT関連のカンファレンスを開く場合，米国ではOrlandやLas Vegasといった場所で1週間くらい開かれ，参加費が数千ドルはする。数千ドルを払ってやってくる参加者が数千人いる有料が当然の米国，逆にタダが当然の日本。

日米の違いはどこにあるかを考えてみたい。

「カンファレンスに参加すれば，そのIT企業の製品動向や技術解説を知ることができる。またそのIT企業の製品を使っている人たちに会って情報交換ができる。情報を入手できる良い機会だから，金を払って1週間かけて参加しよう」――このように米国人は考えるらしい。

米国の場合，距離の問題があり，IT企業の営業担当者もエンジニアも顧客を訪問することはあまりない。やりとりは電話やメールが普通だ。なので，米国人は普段会えないIT企業の技術者や同じ製品を使っている人に会い，直接話すことに価値を認めている。

「普段会えないIT企業の技術者や同じ製品を使っている人に会い，直接話すこと」の価値は日本では低い。ミーティングは無償が当然，それでもそのミーティングに時間をかけるとは限らない。

社内の日本人同士は四六時中，顔を付き合わせ，ときには公私混同に近い形で密接に仕事をしている。しかし，同業者同士で対等な協力関係を作って何かを推進していくのは下手だ。

日本の製造現場の担当者同士の連携度合い，密着度合いは世界一といわれた。正社員も季節雇用の人も協力会社の人も，研究者も設計者も工程管理者も，全員が現場にいて力を合わせる。これは強みであって弱める必要はないが，米国の状況を見るとそれだけではもうやっていけないように思う。

それから，2012年のノーベル医学生理学賞を受賞された京都大学iPS細胞研究所所長の山中伸弥教授が述べた，「研究の推進には，米国での研究者とのface to faceのディスカッションが欠かせない。メール・電話では情報は引き出せない」とのくだりが印象深く，これは筆者の米国滞在理由にも共通する。ランニングもほぼ毎日欠かさずされるとのことで，多忙にもかかわらず時間の捻出術は見習わねばならない。

X 製薬業界の再編

1. 欧米大手製薬企業の再編動向

2014年4月に入り，製薬業界において大型再編に向けた動きが活発化している[1]。2000年代に入って製薬大手の再編は第3弾となる。製薬企業が企業買収に費やした額は2641億ドルで，2013年の約2倍に達している。

大手製薬業の主力製品の特許切れが再編を促す構図は従来と共通するが，ここへきて各社の戦略の違いが鮮明になっている。① 従来型の巨額買収によるメガファーマ追求型か，② 得意分野を絞り込むスペシャリティ特化型か。「新薬不足の常態化」という背景問題を抱えて勝ち残りの道の模索が始まっている（図1）。

本章では，大手製薬企業の生き残りをかけての再編の状況を取り上げてみたい。

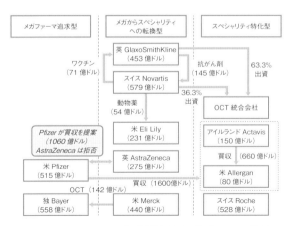

図1. 2014～2015年 製薬再編：戦略による構図
（社名のカッコ内は2013年度売上高，領域のカッコ内は買収額）

1-1. 再編の背景にある事業環境変化

製薬大手に再編を誘う製薬業の環境の変化を考えてみたい。

1-1-1. 製薬企業の環境変化

過去，製薬企業は創薬のためのハードルは極めて高いものの，新薬を出せば2番手以降の製品でも十分にビジネスが成立した。有望なシーズのアイデア創出と研究・開発の実行が圧倒的に重要であり，製薬企業は自社創薬を行い，またベンチャー企業の買収等のさまざまな手段により，有望なシーズ・化合物を見出してきた。

しかしながら，現在の成長分野である精神疾患やがんは発症メカニズムが複雑で新薬が出にくい。また，創薬はゲノム領域での知見・技術や疾病に関する知見等が必須となり，従来型のランダムスクリーニング等で「偶然」に有望な化合物を取得できる可能性は極めて低くなっている。

このように「新薬不足」が常態化して，大手製薬企業は有望な新薬を持つ企業にM&Aの提案をするようになっている。

世界医薬品上位10社の売上占有率は，2014年には40%と10年前よりも8%低下している。これは，新薬不足とジェネリック薬メーカー等の新興勢力に市場を奪われていることによる。

1-1-2. 承認・保険収載のハードルが高くなる

先進国では高齢化が進み医療保険費の高騰が問題視され，政府は医療費の抑制に動いている。その結果，各国は費用対効果が低い医薬品や現在代替品のある製品についての承認が厳しくなっている。

1-1-3. 製品市場の細分化

今後の新薬開発には個別化医療へと舵取りがなされる可能性が高い。個別化医療が主流となると対象疾患の市場が細分化し，1つの適応に対し複数製品は必要性なく，1製品のみの市場となっていく可能性が高い。

1-1-4. 製薬企業の対策

以上のような事業環境の変化に対して，製薬企業は，広い領域での研究開発には無理が生じ，特定領域に特化して競争力を高めることが重要になってきている。

1-2. Novartis社とGSK社の再編の狙いと効果

2014年4月にスイスNovartis社と英GlaxoSmithKline社がワクチン・OTC・がんの3領域にわたる事業の交換・統合を発表した[2]。今回の両社の取引は，競合する事業者間で事業領域を大規模に交換する大胆なものであるが，両社それぞれ領域ごとの競争力強化や安定収益部門の確立を積極的に進めようとした結果である。大型製品の特許期間満了により成長路線を描けないグローバル企業の次の戦略は，まさに「選択と集中」となった。

Novartis社はGSK社の抗がん剤事業を145億ドルで買収し，GSK社はNovartis社のワクチン事業を52.5億ドルで買収した。さらに両社は，OTCを扱うコンシューマーヘルスケア部門を統合して合弁会社（GSK：63.5%，Novartis：36.5%）を設立し，新会社の一般用医薬品の年間売上高は100億ドルと世界第2位の規模になる（図2）。

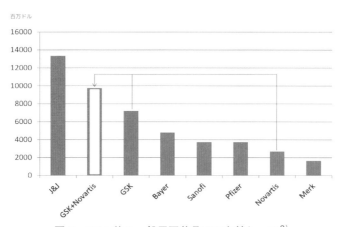

図2. M&A後の一般用医薬品での各社シェア[2]

結果，GSK社はワクチン世界最大手としての優位性を保ち，呼吸器疾患治療薬，エイズ治療薬，ワクチン，OTCを柱とする企業へと生まれ変わる。

これらの事業交換で，GSK社ががん領域の事業をNovartis社に譲渡したことは注目に値する。2000年以降，がん領域はunmet medical needsが高く高成長を見込める領域と考えられ，大手製薬企業が開発に注力し，近年では有望なベンチャーはほぼ買収し尽くされた。このような状況下で，GSKはがん領域に見切りをつけ，開発リスクが低く，開発経費の節減が見込めかつ自社が優位性を示せる領域に注力する戦略を採ったものと推察される。

一方，Novartis社はイノベーティブな領域での新薬開発に，より注力する姿

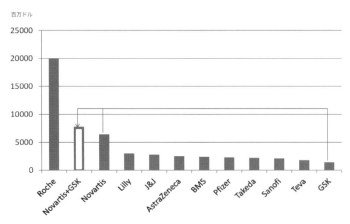

図3. M&A後のがん領域での各社シェア[2]

勢を明確にした。特に最も成長を見込めるがん領域で、首位Roche社を追撃する体制を整えようとしたものと評価できる（図3）。しかし、必ずしも単純に新薬領域に特化したわけではなく、多角化領域でも眼科領域でのAlcon事業やジェネリック薬領域でのSandoz事業等、単独で高い競争力を有する事業には引き続き注力していくこととしている。

以上のように、両社それぞれがグローバルで競争力を発揮できる分野に経営資源を集中するための動きであったことがわかる。

1-3. Pfizer社のAstraZeneca社への買収提案

2014年4月には米Pfizer社が英AstraZeneca（AZ）社に対し買収提案を行ったと発表した[1]。Pfizer社のAZ社への1000億ドルの巨額の買収提案も、基本的には領域ごとの競争力強化を狙ったものと推察される。Pfizer社は2000年代に大型買収を繰り返して売上高世界1位の製薬企業に成長した経緯があるが、2011年に新CEOの就任以降、研究開発型企業への転換を決め、周辺事業の売却やスピンオフを進めてきた。ジェネリック薬のシェアを奪われ、2014年第1四半期まで10四半期連続の減収が続く。Pfizer社の危機感は強く、成長が鈍ればM&Aで息を吹き返すのが常套手段であり、今回も同様の戦略を取った。

このような状況の中でのAZ社買収提案は、規模としてはWarner Lambert社買収（2000年：900億ドル）やWyeth社買収（2009年：680億ドル）を上回るものである。AZ社買収の狙いは、Pfizer社が目指す研究開発型企業として医薬品に特化した企業であることが大きい。

しかしながら、AZ社取締役会は、買収提案が会社価値を低評価しているこ

とを主な理由に，買収提案を拒否した。

　米国では tax inversion（税率の低い国への本拠地移転）を目的とした買収を計画する企業が続出している。今回，米国最大の製薬企業が持ち株会社を英国に設立するとなると，それを阻止しようとする立法が米国で進められる可能性が高まり，Pfizer 社としてはそうした法律が成立する前に本件を結着させたかったのが本音のようだ。

　Pfizer 社の CEO はキャメロン英首相に書簡を送り，M&A に理解を求めた。だが，キャメロン首相は中立を保ち，英議会は強くこの M&A に反対した。一方，AZ 社はこれから 10 年間で売上高を 75% 増となる 450 億ドルの収益見通しを発表し，自社の企業価値が高いことを株主に納得してもらった。これも M&A に対抗する有効な自衛策であった。

　これらの経緯の結果，Pfizer 社の最終提案を AZ 社が拒否し，世界の製薬業界を揺るがした製薬大手同士の大型 M&A は幕引きとなった。

　AZ 社幹部による Pfizer 社買収提案の顛末が語られた。

　「Pfizer 社の 1000 億ドルの買収提案は両社の CEO を巻き込み，英国議会でのヒアリングがメディアで取り沙汰される中，AZ 社幹部にとって買収には反対であったものの，不快なものではなかった。Pfizer 社が買収を提案していた数ヵ月は，AZ 社が投資家や関係者に AZ 社の価値を示せた経験として前向きに捉えていた。むしろ，実際にわれわれの組織を活性化する契機となった。その結果，社員は会社に貢献できることに集中し，Pfizer 社の買収を回避するために AZ 社が一丸となれた」

1-4．Actavis 社が Allergan 社を買収

　領域を限定して皮膚科・美容領域等を中心に展開する加 Valeant 社が 2014 年 4 月に，眼科・皮膚科に特化する米 Allergan 社に約 470 億ドルで買収提案を行った旨を発表した。これに対し，Allergan 社は Valeant 社の買収を防ぐため，米 Salix 社，英 Shire 社の買収を図っていた。

　そういう状況の中 2014 年 11 月に，予想外の大型企業買収が成立した。世界第 3 位のジェネリック薬メーカーで医療用医薬品も販売するアイルランド Actavis 社は，米 Allergan 社を約 660 億ドルで買収することで同社と合意した。これにより，世界 Top 10 に入る規模の新製薬会社（年間売上高 230 億ドル）が誕生した。

　Allergan 社の関係者より買収はあり得ないと聞いていただけに，思わぬ結果

となり驚いた。Allergan 社の企業価値が買収対象となり得るほど高いということと，Allergan 社の社風が Actavis 社と似ていたことが最終結論に導いたものと考えられる。Allergan 社に敵対的買収案を提示してきた Valeant 社は，これで計画を断念することを明らかにした。

11 月 17 日の両社発表によると，Actavis 社は Allergan 社株主に対し 1 株につき現金 219 ドルを支払い，結局アラガン株価に対し 10% の上乗せとなった。Allergan 社の株価は 6.1% 高の 210.80 ドル，Actavis 社は 3.2% 高の 251.54 ドルと上昇した。Allergan 社は 2015 年 7 月に全従業員の 13% にあたる約 1500 人を削減した。

Allergan 前 CEO は，1998 年から 2015 年まで CEO を務め，株価を 8 ドルから 240 ドルまで上げた。その間に得た stock option を換金（530 百万ドル）して退任する。

合併後，新生 Allergan 社はさっそく動いた。二重顎や男性型脱毛症の治療薬などを手がける米 Kythera 社を約 21 億ドルで買収することで合意した。薄毛治療用の育毛剤を販売している Actavis 社がしわ取り施術の Allergan 社を買収して，次は二重顎を治療する新薬を持つ Kythera 社を買収した。この買収に関しては，賛否両論があるが，Kythera 社が開発中の薄毛治療薬への期待もあり，美容医療業界でリーダシップを取っていくには必要な選択であったのであろう。

1-5．Pfizer 社が Allergan 社を買収

Pfizer 社は 2015 年 11 月、Allergan 社を約 1600 億ドルで買収することで合意し、世界最大の製薬会社が誕生した。

手続き上は Allergan 社による Pfizer 社の買収となるが、2016 年の下半期の買収手続き完了後、本社は Allergan 社の本社・アイルランドに移される。ただ新会社の主導権を持つのは Pfizer 社で、Pfizer 社の現 CEO が新会社のトップを務め、Allergan 社の CEO は COO（最高執行責任者）に就く。

アイルランドの法人税率は 12.5% と米国の 35% よりかなりに低く、Tax inversion（課税逆転）としては最大規模となる。

1-6．AbbVie 社による Shire 社の買収劇

2014 年 7 月にバイオ医薬品企業である米 AbbVie 社（Abbott Laboratories 社から分社独立）はスペシャリティファーマである英 Shire 社を 540 億ドルで買

収したと発表したが，10月20日にはAbbVie社は買収合意を破棄すると発表を覆した。実現していれば米企業による節税目的の国外本拠移転としては最大規模となっていたはずである。課税逃れ阻止に向けた米財務省の税制変更提案を受け，AbbVie社側が買収計画を断念した。

AbbVie社は違約金として16億4000万ドルをShire社に支払うことを明らかにしている。米財務省が税制規制強化を発表した9月22日以降，8件の買収計画のうち3件が白紙撤回されており，AbbVie社の案件が最大規模となった。

1-7. メガファーマ追求型のBayer社

2014年5月には独Bayer社が米Merck社のコンシューマー・ケア部門の買収を発表した。

欧州勢でメガファーマ追求に走るのがBayer社である。今年に入り，抗がん剤に強いノルウェーのAlgeta社を176億クローネ（約3000億円）で買収した。Bayer社のCEOは「医療用医薬品で世界10位が見えてきた。M&Aも仕掛けていく」と意気込んでいる。

1-8. スペシャリティ特化型のRoche社

Novartis社が一度は買収を仕掛けたスイスRoche社は典型的なスペシャリティ特化型である。2000年代に抗がん剤と診断薬の二本柱戦略を明確にして効率的なM&Aを実施してきた。Roche社の2013年度の売上営業利益率は非常に高く，35％とNovartis社の2倍に近い。

2. 医薬品サプライチェーンのグローバル再編活発化

製薬業界における大型再編の成功例と失敗例から学ぶのは，従来型の巨額買収によるメガファーマ追求型よりも，得意分野を絞り込むスペシャリティ特化型のほうが「新薬不足の常態化」という背景問題を解決するには，良い方法であるということである。

製薬業界の大型再編に呼応するように，医薬品サプライチェーンのグローバル再編も活発化している。非常に興味深いので，レポートしてみたい。

2-1. グローバルサプライチェーンの誕生

医薬品卸業界再編の狼煙は，米国調剤薬局トップのWalgreens社と欧州医薬

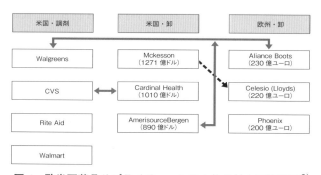

図 4.　欧米医薬品サプライチェーンの上位 3 社と再編構図[2]
（カッコ内は売上高：米国・卸 2012 年，欧州・卸 2006 年，実線は資本提携 or 合併，破線は買収）

品卸トップで調剤薬局 Boots 社を運営する Alliance Boots 社との資本提携であった（図 4）。

2012 年 6 月に Walgreens 社が 67 億ドルで Alliance Boots 社の発行済み株式の 45% を取得し，残りの 55% も 3 年以内に買い取るオプションを取得した。さらに 2013 年 3 月に Walgreen 社と Alliance Boots 社は，米国医薬品卸 3 位の AmerisourceBergen 社と 16% の株式購入を条件に 10 年間の供給契約を結んだ。これにより，初のグローバルサプライチェーン企業が誕生した。

2013 年 12 月には，米国卸 2 位の Cardinal Health 社が，調剤薬局と薬剤管理会社（Parmacy Benefit Management：PBM）を運営している米国処方せん薬売上高トップの CVS Caremark 社との合弁で，米国最大のジェネリック調剤仕入れ会社を設立した。Cardinal Health 社は近年米国内での中小医薬品卸の買収を続けてきた上，CVS Caremark 社との提携により，さらに米国市場での基盤を強化した。

2-2．サプライチェーン再編の第 2 弾：医薬品卸米国 1 位の McKesson 社が欧州 2 位の Celesio 社と合併

2014 年 1 月に米国卸トップの McKesson 社が，欧州 2 位の卸 Celesio 社（英 Lloyds Pharmacy chain を傘下に持つ）との合併を発表して，Celesio 社の創業者一族から株式 50.1% を取得し，7 月に 54 億ドルの買収が成功した[3]。

Celesio 社は近年，ヨーロッパ業界内価格競争により収益率が低下していたことが買収を受け入れた理由のようだ。当買収により McKesson 社は海外への拡大を広げ，2 社統合により総売り上げが 1500 億ドルとなる見込みである。

McKesson 社は Celesio 社と共に，近い将来うまみのあるジェネリック薬共同

購入会社を設立するであろう。

2-3. 巨大サプライチェーン誕生へと向かわせる動機
このように，医薬品卸がPBMや調剤薬局との関係を強化する狙いは何だろうか。

2-3-1.「グローバル製薬企業との価格交渉力」の強化
その背景には，新薬の置かれた厳しい現状がある。グローバル製薬企業の大型新薬が特許満了となるパテントクリフの影響で，多くの市場でジェネリック薬へ置き換えが進む。

さらに，新薬が開発されても，製薬企業の望む価格で政府が償還してくれる保証はなく，先進国では政府主導による価格低下圧力が強まっている。つまり，確実な成長が期待できる市場はジェネリック薬のみで，いかにジェネリック薬と有利な条件で付き合っていくかがポイントとなる。

欧米の卸はジェネリック薬を安く調達することが，確実なマージン確保の手段で，数少ない生き残りの道と考えている。ジェネリック薬の場合はスケールメリットがあり，購買量が多い企業との提携が必須で，欧米の調剤薬局，米国であればPBMと提携できるかが重要となる。

Walgreens社とBoots社による購買量で大手ジェネリック薬企業の売上高以上の規模といわれている。

2-3-2. 医薬品事業以外での規模の経済とシナジー効果
Walgreens社はBoots社とのコラボレーションで単なる共同購入だけでなく，化粧品分野で実績を上げている。米国ではBoots社のプライベートブランドの化粧品が人気で，1年足らずで1億5400万ドルのシナジー効果が出ている。ひょうたんから駒といった副産物である。

2-4. 巨大サプライチェーン再編の最終章
2015年10月米薬局チェーン首位のWalgreens社は，同業3位のReit Aid社を94億ドルで買収した。この買収により，Walgreens社の米国内での店舗数は1万3000店舗になり，業界2位のCVS Caremak社の店舗数約7800店舗を大きく引き離すことになった。Walgreens社の2014年度の総売上高は764億ドルで，Reit Aid社の売上高は265億ドルであった。

第X章

いよいよ，巨大サプラライチェーンの再編の最終章が始まったようだ。

McKesson 社は Celesio 社との合併により，3 大卸のシェアが 75% で成長余地の少ない米国の医薬品卸ビジネスから，いまだ 3 大卸のシェアが 50% 程度で成長余地が残されている欧州卸市場への進出を果たした。さらに，Celesio 社の傘下には Lloyds 社という調剤薬局チェーンがあり，欧州での調剤薬局網も確保できた。

しかしながら，Lloyds 社は Boots 社のように日用雑貨に強いわけではない。したがって，もう一段階の再編，すなわち McKesson 社が米国のどの調剤グループと提携するかに注目が集まる。

大手スーパーの Walmart 社は米国処方せん薬売上高ですでに 4 位になるほど積極的に調剤薬局ビジネスを強化している。したがって，さらなるサプライチェーンの強化として，Walmart 社が McKesson 社と提携する可能性も否定できない。

しかしその場合，McKesson 社は米国卸のトップの位置を維持するだろうが，Walmart 社が McKesson 社と Celesio 社を飲み込むことになるだろう。特に，欧州でのプレゼンスが弱い Walmart 社側にとっては，Lloyds 社は魅力的に映るかもしれない。ここ数年はこの業界から目が離せない。

3. 関連情報

3-1. 2014 年特許満了問題

特許切れ大型品が集中した日本の 2010 年問題に相当するのが米国では 2012 年で，特許切れによるブランド薬の売り上げ損失が 550 億ドルであったが，2014 年も 340 億ドルの売上損失になると報道された。それらの品目を世界売上の順で紹介する。

① Teva 社の Copaxone®：多発性硬化症，40 億ドル
② AstraZeneca 社の Nexium®：消化器潰瘍，逆流性食道炎，40 億ドル
③ Boehringer Ingelheim 社の Micardis®：高血圧症，22.2 億ドル
④ Novartis 社の Sandostatin®：先端巨大症，15.1 億ドル
⑤ Novartis 社の Exforge®：高血圧症，13.5 億ドル
⑥ Merck 社の Nasonex®：気管支喘息，12.7 億ドル
⑦ AbbVie 社の Trilipix®：高脂血症，11 億ドル
⑧ Eli Lilly 社の Evista®：骨粗鬆症，10 億ドル

⑨ Sanofi 社の Renagel®：高リン血症，8.6 億ドル
⑩ Allergan 社の Restasis®：ドライアイ，7.9 億ドル

―― Teva 社は Copaxone の特許切れにより，売上高が 1/5 減になる可能性があり，全世界で 5000 人の人員削減を含む再編を進めているとのこと．社員に責任はないのだが……．

3-2．Novartis 社・2014 年度決算　世界第 1 位に躍り出る（2015）

　スイス Novartis 社は 2014 年度の業績を発表し，売上高は 579 億 9700 万ドル（前年比 1% 増），純利益は 102 億 8000 万ドル（12% 増）だった[4]．医療用医薬品売上高は約 471 億ドルとなり，Pfizer 社の約 457 億ドルを超え，医療用医薬品売上高で Novartis 社が Pfizer 社を抜き世界ナンバーワンとなった．

　製品別売上高は，慢性骨髄性白血病治療薬 Glivec® 47 億 4600 万ドル（1% 増），降圧剤 Diovan®／Co-DIO® が 23 億 4500 万ドル，加齢黄斑変性治療薬 Lucentis® が 24 億 4100 万ドル（2% 増）となっている．

―― 製薬業界のトップ交代で，今後も一波乱ありそうだ．

3-3．Pfizer 社・2014 年度決算　業績厳しい（2015）

　米 Pfizer 社は，2014 年度の売上高が 496 億 500 万ドル（前年比 4% 減），純利益が 91 億 3500 万ドル（58% 減）の減収・2 桁減益になったと発表した[5]．同社の主力となる blockbuster 10 製品のうち，7 製品が減収となり，そのほかの製品もおおむね半数以上が減収となったことが業績全体に響いている．

　セグメント別では，イノベーティブ医薬品事業が 138 億 6100 万ドル（3% 減）エスタブリッシュ医薬品事業が 251 億 4900 万ドル（9% 減），ワクチン事業が 44 億 8000 万ドル（13% 増），オンコロジー事業が 22 億 1800 万ドル（12% 増），コンシューマーヘルス事業が 34 億 4600 万ドル（3% 増）と 2 大セグメントでの売上げ減が業績低下に影響している．

3-4．2014 年度世界製薬企業ランキング
――医療用医薬品売上高 Top 20

　ランキングしたのは医療用医薬品売上高である．医療用医薬品は，ブランド薬（先発薬）だけでなく，原則としてジェネリック薬，ワクチン，ロイヤリ

第X章

表1. 2014年度世界製薬企業ランキング

2014	2013	Company	Country	Sales
1	2	Novartis	Switzerland	471
2	1	Pfizer	USA	457
3	3	Hoffmann-La Roche	Switzerland	401
4	5	Sanofi	France	379
5	4	Merck	USA	360
6	7	Johnson & Johnson	USA	323
7	6	GlaxoSmithKline	England	308
8	8	AstraZeneca	England	261
9	19	Gilead Sciences	USA	249
10	11	Amgen	USA	201
11	10	AbbVie	USA	2000
12	12	Teva	Israel	184
13	9	Eli Lilly	USA	173
14	17	Bayer	Germany	160
15	13	Bristol-Myers Squibb	USA	159
16	16	Novo Nordisk	Denmark	157
17	14	Takeda	Japan	150
18	15	Boehringer-ingelheim	Germany	137
19	18	Astellas	Japan	118
20	23	Actavis	Ireland	114

出典：国際医薬品情報（2015.3.23）より改変，Salesは億ドル

ティー収入を含んでいる。コンシューマー製品，診断薬・検査薬，アニマルヘルスは除外した。

　2014年のランキングは激動した。為替以外に多様な変動要因があったためだ。プラス要因の主なものは，大型新薬の寄与，企業買収・事業買収で，主なマイナス要因としては，主力製品の特許満了，構造改革に伴う事業売却が挙げられる。この結果，20社で2014年のランクが2013年と同じだったのは4社にとどまった。

　大きな話題は，Gilead Sciences社がTop 10入りしたことが象徴するように新興製薬企業の好調が目立ったことだ。バイオ医薬企業で最も早くTop 10入りを窺っていたのがAmgen社だが，Gilead Sciences社がAmgen社より早く一気に2013年の19位から10社をごぼう抜きして9位に躍進した。Gilead Sciences社は抗ウイルス薬に特化した企業で抗HIV薬では世界のトップ企業だが，抗ウイルス薬だけでTop 10入りするとは予想できなかった。

　これを実現したのは抗HIV薬に続いて，C型肝炎ウイルスに対するインター

フェロンフリーの経口剤という新たな成長新薬を開発したことだ。2013年末発売のC型肝炎治療薬Sovaldi®は，発売1年強で100億ドルを突破した超大型製品になっている。これに続いて10月にHarvoni®を発売したが，これも発売3ヵ月で21億ドルと一気に大型化した。この新薬寄与で売上高は2.2倍と驚異的に伸びた。一気に超大型製品になったのはunmet medical needsの高さも背景にあるが，主因は高薬価である。

――高薬価には批判の声もある。今後も，これだけの高成長を続けるのかどうか注目される。

3-5．Specialty pharmaが米医療費を圧迫する（2015）

米Gilead Sciences社（世界第2位のバイオ製薬会社）は，C型慢性肝炎治療薬・Sovaldi®の「価格つり上げ（price-gouging）と高薬価設定による低所得者層への過度な負担」の訴えでペンシルベニア州地裁へ提訴された。

Gilead社はSovaldi®を1錠当たり1000ドル，12週間治療コースを8万4000ドルで販売している。米国にはC型慢性肝炎患者が300万〜500万人いると推計されている。Gilead社はSovaldi®を2014年の第3四半期間に85億ドル売り上げた。

製薬企業が高薬価設定を理由に提訴されたのは，訴訟の国・米国でもおそらく前代未聞であろう。それだけ，Gilead社が設定した価格は批判の的になっている。

米国市場でSovaldi®のようなスペシャリテイ薬は処方せん数では全体の1%弱しか占めていないにもかかわらず，2013年の全処方薬売上高の28%強を占めている。この数字はいかに薬価が高いかを示している。また，C型慢性肝炎患者数が他のスペシャリティ薬（抗がん剤，関節リウマチ治療薬，多発性硬化症薬等）よりも10倍以上も多いことも注目を集めた原因である。

　（注：Price-gougingは，合理的なレベル以上に高い価格を売り手が商品に設
　　　　定する非難を込めた用語）

3-5-1．新薬薬価は高くない（2015）

上記のように，薬価の高い新規C型肝炎治療薬や抗がん剤に批判が高まっている中，米国研究製薬工業協会のChairman & CEOの「薬剤費用ばかりに焦点を当てるのではなく，医薬品が患者やヘルスケアシステム全体にもたらす価

値全体に注意を払うべき」とする声明が興味深かった。

「C型肝炎を治癒することは，患者の生活をドラスティックに改善するばかりでなく，経費のかかる入院を減少させ，約50万ドルかかる多くの肝移植を回避させることで年間90億ドルを節減させる可能性を持つ」と述べ，C型肝炎治療薬の薬価が高いとの批判をかわした。

3-6. ブランド薬の薬価が14.8％上昇（2015）

2014年米国では，ブランド薬の薬価（対前年比）が14.8％，スペシャルティ医薬品の薬価が9.7％，ジェネリック薬の薬価が4.9％上昇した。

ブランド薬で特に値上げ率が大きかったのは，筋肉痛・筋肉硬直治療薬が29.8％，抗炎症薬が26.6％，COPD（慢性閉塞性肺疾患）治療薬が23.0％，心臓疾患治療薬が19.4％であった。

ジェネリック薬においてもブランド薬と同様の傾向を示し，筋肉痛・筋肉硬直治療薬が31.9％，抗炎症薬が31.7％，心臓疾患治療薬が23.7％上昇した。

このような価格上昇に対して，PBMや保険者は価格交渉で対抗している。たとえば，PBMはformulary収載の条件として，値引きを要求している。また，高価格で話題となったGilead Sciences社およびAbbVie社のC型肝炎治療薬では，多くの保険支払者が薬剤のformulary収載を拒否している。

——米国では，日本とは違い年々，薬価が上昇する。需要と供給のバランスが，薬価をコントロールしている。しかし，低所得者をはじめ必要なところに必要なものが足りているのか，疑問の残るところである。

3-7. 米2014年薬剤費：対前年比13.1％増の3739億ドルに（2015）

2014年の米国の薬剤費が対前年比13.1％増の3739億ドルになり，2001年以来の高い伸びとなった[6]。

この高い伸長率の原因は，ここ10年で最大の41の新規有効成分の上市と，中に8品目のbreakthrough therapy指定薬が含まれたこと，さらに特許切れ製品が少なくなったことが考えられる。

抗がん剤，自己免疫疾患治療薬，C型肝炎治療薬，多発性硬化症治療薬など薬価の高いスペシャリティ領域の医薬品の処方が増加し，これら領域における薬剤費は26.5％の伸びを示した。この中でも，C型肝炎治療薬4剤の寄与は大きく，薬剤費は前年度の約10倍になった。

——近年にない薬剤費の伸びとなった。米国の医療費は，現在のところ青天井である。

3-8．製薬企業に最も魅力的な国は米国，日本は6位（2015）

政策面，法規制面，経済インフラ面，科学面など総合的な観点から，バイオ・製薬企業にとって投資しやすい国を，米国研究製薬工業協会がヘルスケアコンサルタント企業に委託してランキングした[7]。

トップは米国，2位は英国，3位はスイスで，以下4位アイルランド，5位シンガポール，6位日本と続いた。新興国では，メキシコ9位，インド12位，ロシア14位，中国15位，ブラジルが16位となった。

上位4か国は，市場アクセスを支援するような有効な科学研究システム，法規制制度およびIP保護制度などを持っていることが評価された。

3-9．消費者評価調査 トップ企業はShire社（2015）

製薬企業の社会的使命感，透明性などが消費者にどう受け取られているかについての企業評価調査（売上高や利益率など経済的評価とは別）のランキングが，米企業評価専門調査会社から発表された。

トップはShire社，2位Sanofi社，3位Bayer社，4位AbbVie社，5位Roche社，6位Eli Lily社，7位Novartis社，8位Takeda社と続いた[8]。

Shire社は，効率的で未来志向のビジネスモデルが消費者に良いイメージを持たせ，トップに押し上げたと評価されている。

なお，売上ランクでは常にトップランキングに並ぶPfizer社，AstraZeneca社，Merck社等は，この評価ではランク入りしなかった。

——米国では「企業は良い製品を生み出すだけではなく，オープンで透明性を持ち，かつ誠実であるかが大切である。企業は儲けよりも社会に対して有益な影響力を持つべきである」との考え方が大勢を占めている。

3-10．ドラッグストア・チェーンCVS社の禁煙政策（2015）

全米に7800の店舗を展開する大手ドラッグストアCVS社は，売り上げにおいて米国最大の処方薬局で，全米第2位のPBM（薬剤給付管理）会社でもある。

そのCVS社が，7月9日米国商工会議所を脱退すると発表して全米を驚かせた。脱退の理由は「世界中で展開しているタバコ反対運動に対して，米国商

工会議所がタバコを規制する動きとは逆行するキャンペーンやロビー活動を各国政府に向けて行っていることを容認できない」からである。

CVS 社は昨年，大手ドラッグストアとしては全米で初めて，店頭でのタバコ販売から完全に撤退し，年間 20 億ドルのビジネスを捨てたことで注目を集めたばかりである。

――流通業から健康産業へのシフトを意図する CVS 社の将来戦略は明らかである。

4．まとめ

2014 年 6 月第 2 週のニューヨーク株式市場は「Merger Monday（合併の月曜日）」に沸いた。企業の大型 M&A の公表が相次ぎ，NY ダウは連日の最高値更新となった。米 Merck 社がバイオ製薬企業を 38.5 億ドルで買収し，ほか，半導体会社・食品会社・小売業の M&A も発表された。

米株式市場では，企業買収を正当化できるのはシナジー効果が買収のコストを上回るときだけであって，むしろ事業の分割・事業交換は「選択と集中」との観点から，株主から歓迎されている。これらの観点から，米国の各業種は M&A あるいは事業の分割・事業交換が行われることが多い。

■参考文献

1）経済界：製薬業界にまたも再編機運，最大手ファイザーが号砲
　http://net.keizaikai.co.jp/archives/8751
2）みずほ銀行：みずほ産業調査 欧米製薬企業の再編動向と我が国製薬業界へのインプリケーション
　http://www.mizuhobank.co.jp/corporate/bizinfo/industry/sangyou/m1017.html
3）医薬品卸米国1位のマッケソンが欧州2位のセルシオと合併　世界的なサプライチェーン再編は最終段階へ. 国際医薬品情報（2014.2.10）：3－4
4）ノバルティス社：2014年第4四半期・通期業績 投資家向け説明資料
　https://www.novartis.com/sites/www.novartis.com/files/2015-01-27-fy-investor-presentation-en-jp.pdf
5）ファイザー社：ファイザー社2014年度第4四半期および2014年度通期の決算報告ならびに2015年財務見通しの報告
　http://www.pfizer.co.jp/pfizer/company/press/2015/2015_02_04.html
6）日経バイオテクONLINE：緑川労，IMSデータ，米2014年薬剤費は前年比13.1%増の3739億ドル
　https://bio.nikkeibp.co.jp/article/news/20150421/184052/
7）ミクスOnline：製薬企業に最も魅力的な国は米国　日本は6位に　PhRMA委託研究
　https://www.mixonline.jp/Article/tabid/55/artid/51697/Default.aspx
8）ミクスOnline：米・消費者評価調査 トップ企業はシャイアー
　https://www.mixonline.jp/Article/tabid/55/artid/51758/Default.aspx

●コラム ～ アメリカ四方山話（2）～

　2014年夏，「日本人の死ぬ前に見てみたい絶景ランキング」等で上位にランクインする人気の観光スポット「ナイアガラの滝（Niagara Falls）」に出かけた。

　事前情報なく現地に到着して驚いた。お恥ずかしい話だが，ナイアガラの滝は，カナダとアメリカの国境を挟んだカナダ滝（右滝）とアメリカ滝（左滝）からなることを知った。物見遊山で来てみたが，「百聞は一見にしかず：A picture is worth a thousand words.」を再認識した。カナダ滝の高さは53mであるが，幅は671mと広く，単独で流れる滝の水量は平均每分11万トンになり北米で最も規模が大きい。それもそのはず，エリー湖から100m低いオンタリオ湖に流れるナイアガラ川にあるからだ。

　臨床開発業務に携わり，現場に足を運ぶ重要性を強調する筆者としては，改めて現地に行って知ることの重要性を強く感じた次第である。

　ローカルFM局から流れてくる音楽は，その土地らしさを色濃く反映しているので，出張には欠かせないアイテムだ。今回，Niagara Fallsを前にして聞いたときも，この土地のにおいや空気感，人の息吹が感じられた。

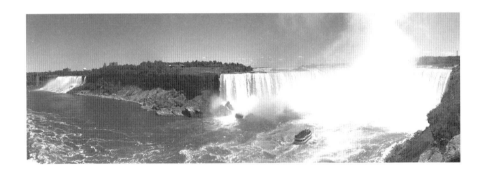

XI FDA規制情報ほか

1. FDA regulation 情報

　2012年から2015年までに公開・公表されたFDA regulation情報の一部を以下に示す。

1-1. 55疾患の臨床試験における有効性評価基準を作成（2012）

　FDAは，5年間で55疾患領域での臨床試験における有効性評価基準を作成するという意欲的な計画に取り組んでいる。「55n5」（nはand）と呼ばれるこの計画の主な対象領域はアルツハイマー病，結核，急性冠疾患，パーキンソン病，疼痛およびがんである。

1-2. Non-IND下で実施の外国データの受け入れguidance（2012）

　本guidanceは，外国データの受け入れに関する21 CFR 312.120に記載されている要求をQ&A形式でまとめてある。たとえば，investigatorの資格（トレーニング，経験を含むCV）をCSR（Clinical Study Report）に記載する，治験施設の詳細の記述方法，case recordの取り扱い，IRB情報etc.と多岐にわたって記載されている。

　http://www.fda.gov/downloads/RegulatoryInformation/Guidances/UCM294729.pdf

　——日本のphase 1やphase 2の成績を利用して，米国でphase 3を開始するときにはぜひ参考にしたい。

1-3. 後発品ユーザーフィー制度成立を促す（2012）

　処方せん薬ユーザーフィー法（PDUFA）の第5次改定に併せ，新設されるジェ

ネリック医薬品ユーザーフィー法（GDUFA）が, 成立し2012年10月に発効した。
　FDAは, 人員・予算等の不足からANDA審査の遅延が問題化し, 解決を迫られているため, ジェネリック薬のユーザーフィー制度の導入を歓迎した。
　GDUFAは, 今後5年間で毎年3億ドルのユーザーフィーをジェネリック業界に求めている。この資金は, 迅速な審査を行うためにFDAジェネリック医薬品部の人員増などに割り当てられる。さらに, ジェネリックメーカーの工場のGMP査察などにも使われる。

——申請費用6万3860ドルであるが, 費用負担より早期の許可は製薬企業にとっては, 好ましいであろう。

1-4. FDAが抗菌薬開発を促進（2012）

　FDAは9月24日, 抗生物質を含む抗菌薬の開発促進対策などの目的で, task force（Antibacterial Drug Development Task Force：ADDTF）を設置したと発表した。
　CDER内で部署横断的に科学者や臨床医19人で構成され, 医学会, 医薬品産業, 患者団体などとも協力体制を構築する。
　具体的には, 臨床試験デザイン・臨床薬理学的データなどからの科学的アプローチによる新規抗菌薬開発促進を行う。また一方で, アンメットメディカルニーズを究明するとともに, リスク／ベネフィットの評価の見直しも行う考えだ。その他, FDAの現行抗菌薬開発ガイドラインの評価と新規ガイドライン策定の可否も検討する。
　このtask force設立の背景には, 乱用による耐性菌発生が社会問題化したこと, 販売競争で薬価が下がったこと, 耐性菌に対する有効な抗菌薬が求められていることがある。事実, 院内感染の原因の70%は耐性菌によるもので, 2002年には耐性菌による院内感染約200万人のうち約10万人が死亡したとの報告もある。

——このtask forceの設立は, 新規抗菌薬開発企業にとって追い風となるであろう。

1-5. FDAが抗菌薬開発のQIDP指定を発令（2012）

　世界レベルで耐性菌の増加が懸念されている一方で, 新規抗菌薬を開発する

製薬会社が減っているという実情を考慮し，耐性菌感染症に対する新しい治療薬にする GAIN Act（Generating Antibiotics Incentive Now Act）が発令された。GAIN Act により QIDP（Qualified Infectious Disease Product）指定を受けた薬物は，fast track（優先承認）指定を受ける資格を有し，最終的に FDA の承認を受けた場合，米国市場における独占期間が 5 年間延長されることになる。

──新規抗生物質開発を予定している製薬企業にとって，welcome な法である。QIDP に指定されるようにチャレンジすべきと考える。

1-6．FDA，orphan drug 指定の定義拡大を検討（2013）

FDA は orphan drug 指定の定義が以前より細分化され，たとえば，肺がんのサブグループのような疾患にも指定されるかもしれないとコメントした。

約 7000 を数えるという FDA の orphan drug 指定について，現在約 1800 のプロジェクトが展開されている。

FDA の orphan drug の指定は，増加の一途をたどっており，特に近年，いままで承認薬のなかった分野での進歩が著しい。過去 10 年間で年平均 140 剤となり，その前の 10 年の約 2 倍に増加した。

1-7．NIH が新薬発見加速パートナーシップを創設（2013）

2013 年 2 月，米国立衛生研究所（NIH）と大手製薬企業 10 社は，accelerating medicines partnership（新薬発見加速パートナーシップ）を創設した。

このパートナーシップは，疾病のバイオマーカーの特徴を明確にして，新治療法を見出すことを目標としている。この背景には，疾病のメカニズムを明らかにするために必要とするツールはすでに多数存在するが，それぞれが部分的に公的機関や企業に散在しているので，これらの情報を集結して速やかに新治療法の開発に役立てることである。また，このパートナーシップが画期的な点は，生み出されたデータや解析結果が広く公表されることだ。

対象疾患は，2 型糖尿病（米国患者数：3130 万人），アルツハイマー型認知症（480 万人），リウマチ性関節炎（180 万人），全身性エリテマトーデス（34 万人）である。

──米国らしい open innovation の典型である。成果を期待したい。

1-8. 未承認薬同士の併用療法開発（2013）

　実地臨床上，併用療法は，がんや感染症を含む重篤な疾病に対して重要な治療の選択肢である。FDAは，短期間により有効性の高い治療法を実行するには，未承認薬による多剤併用療法の同時開発を早期に着手することが重要として，「2種以上の未承認薬による併用療法の同時開発に関する企業向けガイダンス」を2013年6月に最終化した。

　http://www.fda.gov/downloads/drugs/guidancecomplianceregulatoryinformation/guidances/ucm236669.pdf

　すでに多くの未承認薬同士の併用の開発プロジェクトが進行し，ウイルス感染症，がん，糖尿病や呼吸器の領域の治療に最も関心が集まっている。その中から承認薬も出てきた。

　企業間でも開発候補化合物を出し合い，併用療法を共同開発する動きも出てきた。

――開発パイプラインが枯渇している現状において，自社のパイプラインを眺めて，他社との協業の可能性を探るのも一手ではないかと思う。

1-9. FDA，OTC薬承認制度の抜本改革を計画（2014）

　米国OTC薬市場は2012年に293億ドルに達しており，製品数は10万品目以上と推計されている。

　現行のOTC drug monographは1970年代初頭に導入され，以後40年以上にわたって維持されてきた。Monograph（市販薬承認の根拠資料，第Ⅵ章「1-4. OTC drug monographに基づく医薬品販売」で詳述）に収録された医薬品には，次の評価が与えられる。

　　Category I：安全かつ有効と認める
　　Category II：安全かつ有効と認めない
　　Category III：いまのデータからはIまたはIIのいずれにも分類できない

　Category II，category IIIのものは，本来販売されるべきものではないが，現行の制度では評価に時間と労力がかかるので，最終monographが存在せずに市販されている薬剤が多数ある。FDAは現行のOTC drug monographプロセスに大幅な修正を加えるか，または新たな規制に置き換えるかを検討中である。

――OTC薬への信頼感が薄れていく……。

1-10. 抗がん剤の追加至適用量試験を承認前に実施（2014）

　抗がん剤の用量最適化を目指すため，phase 3 試験の完了後と NDA の承認時期の間に，「製薬企業は追加用量比較試験を実施せよ」と専門家から提案されている。

　この追加用量設定試験の実施により，製薬企業は承認前に拡大アクセスプログラムの一環として承認時期を遅らせることなく，至適用量についての情報を充実させることができる。結果，同試験により製薬企業に製品の競争力を与え，患者には服用量の調整やより忍容性が持てる期間を延長させたりすることが可能となるという。

——この背景には，腫瘍専門医が製薬企業の至適用量を決定するためのデータパッケージが不十分であるとの不満があるようだ。

1-11. 「openFDA」が公開（2014）

　FDA は 6 月に，「openFDA」のウェブサイト（http://open.fda.gov/）を一般公開し，FDA が収集，所管してきた各種大型データをオープンにした。

　最初の公開データは 2004 年から 2013 年までの「医薬品事故レポート」で，FAERS（FDA Adverse Event Reporting System）に蓄積されてきた医薬品事故レポートの 300 万件を，個人情報が特定できないようにデータ処理され，研究者をはじめ広く一般国民によって活用されることが期待されている。

　FDA は，国民への薬剤副作用の啓発と安全の確保が目的で，これらのデータが実用的かつ有用なアプリケーションの開発に活かされることを期待している。

　事実，グーグルのようなテキストベースでのデータ検索が可能で，使い勝手が良い。

——医療裁判の多い米国では，これらのデータが医療事故の同様のケースとして使用されることになるであろう。

1-12. Biosimilar guidance が最終化（2015）

　FDA が 4 月に公表した biosimilar[注]（バイオ後続品）guidance（Biosimilars: Questions and answers regarding implementation of the biologics price competition and innovation act of 2009）では，先発品との生物的類似性を示すために「段階

的アプローチ」を推奨し，エビデンス全体で評価するとしている。

　米国のバイオ・医薬品業界は，この guidance を「厳格で高い科学的なハードルがあるが，患者や医師に安全で有効な薬剤を保証するためには当然だ」と前向きな姿勢で好感をもって受け入れている。

　http://www.fda.gov/downloads/Drugs/GuidanceComplianceRegulatoryInformation/Guidances/UCM444661.pdf

注：薬は大きく分けて低分子を化学合成してつくる「化学合成薬」と，遺伝子組換え技術を応用して生産される「バイオ医薬品」とがある。Biosimilar とは，これらバイオ医薬品の特許が切れた後に，別の会社が先行薬に似せて製造する薬の総称である。

1-13. 米「21 世紀の治療」法案：下院が満場一致で承認（2015）

　米議会下院のエネルギー・通商委員会は，5 月 21 日「21 世紀の治療」法案（21st Century Cures Act）を満場一致で承認した。法案は，米国での新薬創製の開発から承認までのプロセスを合理化・迅速化することで，医薬品産業の国際競争力を一層強化することを目的としている。

　NIH や FDA の組織改革および運営の効率化，予算増のほか若手研究者育成の支援など，具体的に細かな点まで法律に明文化した。承認プロセスに関しては，FDA の承認審査業務の効率化，希少疾病薬開発に対するインセンティブ強化を挙げている。

――製薬業界からは，「医薬品承認プロセスを改善させるのと同時に重要な研究開発への努力を大きく向上させる成果である」と大歓迎したい。

1-14. FDA biosimilar ガイダンス案：一般名を先発品と区別（2015）

　FDA は 8 月 27 日，biosimilar の一般名を先発バイオ医薬品の一般名とは区別する方法を提案するガイダンス案を発表した。

　https://www.federalregister.gov/articles/2015/08/28/2015-21383/nonproprietary-naming-of-biological-products-draft-guidance-for-industry-availability

　FDA が提案したのは，先発品および biosimilar の一般名には，それぞれ FDA が指定した 4 文字の異なる接尾辞のアルファベットを付記すること。

　たとえば，有効成分が bevacizumab の一般名ならば，先発品は bevacizumab-abcd とする一方で，biosimilar は，bevacizumab-wxyz とする。

　先発品と biosimilar が同一化合物であることを示すと同時に，区別可能なよ

うにしたと説明している。この4文字は，特有なもので意味を持たせないとし，販促的な意味も持たせない，臨床現場で使用されている略語とは類似させない，などと提案している。

　FDAは，「今回提案の命名法によって，バイオ製剤の不注意な取り違えの予防と，バイオ製剤の使用追跡を容易にするのに役立つ」とメリットを挙げた。

　Biosimilarの一般名については，BIO（米国バイオ産業協会）やPhRMA（米国研究製薬工業協会）の先発品企業側は，biosimilarは先発品と科学的に異なる物質なので，別の一般名を使用すべきと主張している。

　一方，GPhA（米国ジェネリック医薬品協会）は，先発品とbiosimilarを通常のジェネリック薬の場合と同じように同一一般名にして何らの問題はないと反発している。

　医療改革法である「患者保護および手ごろな価格のケア法（The Patient Protection and Affordable Care Act）」で，biosimilarの承認手続きが規定され，安価，有効，かつ安全なbiosimilarの開発を支持しているのにもかかわらず，今回の提案は，FDAが決定した先発品との互換性のベネフィットへの不必要な障壁を生むものと非難している。

——3者の言い分は理解できるが，医療現場の意見をぜひ反映してもらいたいものだ。

2．病気・疾病情報

　2013年から2015年までに公表された病気・疾病に関する情報を順に以下に示す。

2-1．米国で子供の脂肪肝が増加中（2013）

　「米国の子供の7人に1人程度が脂肪肝に侵されていると推測され，ここ4年間で10％以上も増加している」というショッキングな研究結果が報告された。

　脂肪肝は自覚症状がなく，進行すれば肝硬変・肝不全へと移行する怖い病気だ。脂肪肝患者の約10％が非アルコール性脂肪肝炎（NASH）になり，15〜20％が肝硬変になる。NASHは回復可能だが，肝硬変になってしまうと肝機能の回復は望めない。

子供の脂肪肝の主な原因は肥満と見られ，小児肥満の 40% に脂肪肝が認められている。脂肪肝対策には，大人と同様に体重を落とし，食事改善が第一歩である。

――米国の子供には，「成人病健診」が必要であるという警鐘であろう。

2-2．がん治療新時代（2014）

米・国立がんセンターの推定によれば，米国にはがんからの生還者が 1400 万人おり，確定診断の時点から 10 年以上生存する患者が 40% になった。2022 年までには 1800 万人に増加すると予測されている。治療の進歩によりがんは「慢性疾患」になりつつある。

長期間のケモセラピーや放射線治療が肝臓や心臓等の内臓にダメージを与えるので，医学的なフォローアップが必要である。また，がん患者の約 70% は治療中にうつ状態を経験するといわれており，メンタルケアも不可欠だ。

専門家の間では「がん治療後のアフターケアが重要だ」との意見が共有され，サウスキャロライナ州では「がんとアフターケアの総合治療センター」が開設されている。メディケアは，がんのアフターケアへの支払い償還を部分的に開始し始めた。

――これらの施策は，がん患者への朗報である。

2-3．青少年の e - メディア利用にガイドライン勧告（2014）

米国の青少年のメディア利用時間は 1 日合計 7 時間を超えており，8 歳以下の子供の携帯端末利用者率は 17% になっている。

米国小児医学会は，長時間メディア漬けの生活は肥満，学業不振，睡眠障害などの原因となると指摘している。学会は，現代っ子の健康のためには「メディア・ダイエットが必要」とし，メディア利用のガイドラインの設定を勧告した。

だが，実際にはガイドラインに従えないのは「子供ではなく親」ではないかと学会は指摘している。

――子供も親も「メディア・ダイエット」が必要だ。

2-4. 3Dゲームで老化した脳の機能回復（2014）

　メディア利用は小児には好ましくないが，高齢者には有効のようである。

　UCSF（University of California San Francisco：カリフォルニア大学サンフランシスコ校）の研究者による興味ある報告があった。60〜85歳までの高齢者が，1ヵ月間3Dゲームで合計12時間のトレーニングを受けた。トレーニング後の高齢者のスキルは，初めてこのゲームをやる20歳代の若者に遜色がなかったばかりか，トレーニング後には作業記憶と注意力の持続力が大幅に改善された。

　しかも，実験1ヵ月後および6ヵ月後のフォローアップ・テストの結果，マルチタスクでトレーニングした高齢者は，6ヵ月を経てもほとんど回復した機能を失わずに維持していることも明らかになった。マルチタスクを要求される3Dのビデオゲームで遊び方のトレーニングを受けると「高齢者の脳が若返る」。

　実験を行った脳神経学者は「高齢者の脳には，大きな可塑性があることが実証された。老化によって失われると考えられてきた機能も，トレーニングによって回復可能」と語っている。

——ダメもとでトライすべきである。

2-5. Chronotherapy（時間治療）で治療効果アップ（2014）

　体内時計機能の研究蓄積により，「薬剤投与のタイミングによって薬効に違いがある」ことが認められている。

　慢性高血圧患者の場合，血圧が夜間に低下しにくくなるという場合が多いので，「1日1回投与薬」は夕方以降に服用したほうが良いといわれ始めている。

　高脂血症患者の場合，肝臓のコレステロール生成力は深夜に最も高く，朝から午後早めには低くなるから，コレステロール治療薬スタチンは就寝直前に服用するようにと推奨されている。

——病態の surrogate endpoint が明確で日内変動がある場合には，ぜひとも chronotherapy が必要である。

2-6. 自閉症の発症リスク（2014）

　新生児の10人に1人以上が自閉症といわれるアメリカでは，自閉症に関する報道に接する機会が多い。自閉症の発症リスクについて，過去20年間に学術誌に発表された学術論文100報を分析・解析した結果が報告された。

自閉症の発症リスクが高いのは，① 一卵性双生児の一方が自閉症の場合（他方が発症する確率は 36 〜 95%），② 出生時の脳細胞の損傷（発症確率 37%），③ 二卵性双生児の一方が自閉症の場合（他方が発症する確率は 31% 以下）である。

——巷で報道されている，出生時の両親の年齢が高齢（母親 35 歳以上，父親 40 歳以上）であれば自閉症発症リスクが高くなるというのは間違いで，3% 以下というのが学会の定説である。

2-7．周産期のゲノム解析（2015）

遺伝子解析は実用化段階に入り，周産期の妊婦・胎児・新生児が優先市場となりつつある。

かつては両親の希望により行われていた胎児や新生児の遺伝子診断は，近い将来，全新生児に対して必須になると予想されている。診断内容も特定疾患のみの解析から，whole genome sequencing（多くの疾患に関係すると考えられているゲノムの解析）に移行するであろう。

この急速な拡大はゲノム解析技術の進化で解析コストが大幅に低下したことと，米国政府による臨床研究への強力なバックアップがある。NIH は 2014 年に 2500 万ドルのグラントを提供しており，2015 年にはさらに増額が予定されている。

「新生児のゲノム診断は，生涯にわたる医療リスクが想定できることで疾病予防や発症リスク回避の可能性が高まる」と考えられているが，こうした方向に抵抗を感じ，子供のゲノム解析を拒否する両親もまだ多いのが現状である。

——早期発見は，何事においても良いことには違いないが，それが弊害になることもよく議論すべきと思う。

2-8．新規アルツハイマー病治療薬の開発状況（2015）

1998 〜 2014 年の間に，アルツハイマー病治療薬候補物質 123 剤が臨床試験で中止となり，4 剤のみが新薬として承認されるという「狭き門」であることが明らかになった。

アルツハイマー病は，米国では，530 万人が罹患，死因の 6 番目となっている。介護施設の経費を含めた直接医療費は毎年 2260 億ドルに上るほか，家族や友

人による無償の介護時間は180億時間に達し，金額にすると2014年には2180億ドルになるという

現在，米国製薬企業は，59剤のアルツハイマー病および認知症治療薬を開発中だという。

アルツハイマー病の発症を5年遅らせる新薬は，2050年までに患者を約40%減少させ，年間3670億ドルの節減を可能にさせるとの見方がされている。

――この長寿社会，一刻も早い新薬の開発が望まれる。

2-9. 米国企業：神経疾患治療薬420剤を開発中（2015）

神経疾患にはてんかん，アルツハイマー病，多発性硬化症，パーキンソン病など代表的な疾患を含め600以上の疾患があるとされ，米国では5000万人（5人に1人）が罹患していると報告されている。

米国製薬企業は現在，420剤の神経疾患治療薬を開発中である。420剤の内訳は，慢性疼痛治療薬94剤，アルツハイマー病治療薬59剤，脳腫瘍治療薬58剤，多発性硬化症治療薬33剤，パーキンソン病治療薬31剤，てんかん治療薬22剤，遺伝性疾患21剤などである。

――これら薬剤の開発により，難治性の神経疾患に悩む数百万の患者に新たな治療選択肢が生まれればと思う。

2-10. 米国企業：836剤の抗がん剤を開発中（2015）

2015年に米国で160万人以上が新規にがんと診断され，60万人ががんで死亡している（1990年代からは22%減少）。その課題に取り組むべくPhRMA（米国研究製薬工業協会）会員企業は，836剤の抗がん剤を開発している。薬効別の内訳は次の通りである。

肺がん治療薬：123剤（米国でのがん死因のトップで、2015年には15万8000人以上が肺がんで死亡すると予想されている）。白血病治療薬：106剤（新規がん症例の3～4%を占めている）。リンパ腫治療薬：92剤（新規がん診断の約9%を占める）。乳がん治療薬：82剤（米国で女性での診断される数が最多のがんで，2015年には23万症例が新規に診断される見込みである）。脳腫瘍治療薬：58剤。皮膚がん治療薬：53剤。

これら開発中の抗がん剤の約80%がfirst-in-classの薬剤の可能性のあること，

また，開発中薬剤の 73% が個別化医療薬剤の可能性のあるようだ。

——日本での開発状況（2013）を調べてみると，製薬企業 63 社（内資 42 社，外資 21 社）の後期開発品 560 プロジェクトのうち，抗がん剤は 155 品目であった。

3. 医療関連産業情報

2013 年から 2015 年までに公表された医療関連産業情報を順に以下に示す。

3-1. Google 社がヘルスケア関連の新会社「Calico」を設立 (2013)

米 Google 社は，新企業 Calico（California Life Company の略称）を完全子会社として，資本 10 億ドルを投資して設立した。Apple 会長で，Genentech の元 CEO の Arthur Levinson 氏が，Calico の CEO に就任した。

「健康と福祉，特に老化とそれに関連する疾患の問題に取り組む」予定だという。このプロジェクトは，可能性のある新技術を研究する少数のチームで開始されるようだ。また，Google 社はデータ処理能力を発揮して，疾患と老化の背景にある問題の解決を試みると発表した。

2014 年 9 月，Calico は，米バイオ医薬品メーカー AbbVie 社と 15 億ドルを共同出資してゲノム研究所を開設し，老化と関わりのある神経変性やがんの治療薬の開発・販売事業を締結した。

——IT 企業の医薬品業界への参入。今後の進展に注目が集まる。

3-2. 血圧計部門の best product に Omron 社 (2013)

コンシューマー・レポートがハイテク健康モニター機器をランクづけした。血圧計部門の最優秀機器 (best product) に，日 Omron 社の手首で測定する BP652 が選ばれた。米国での標準販売価格は $60（Amazon では $50）で，コストパフォーマンスが最も良い (best buy) と評価されたのは，米 RelliOn 社製の HEM-74CREL で $40 である。

最近人気が出て来た心拍計では，best product に選ばれたのは Time Zone 社の Trainer ($62) で，best buy は Omron 社の HR-100 ($35) であった。

―― Omron 社は，自動改札機，ATM など世の中にない製品を作り出すベンチャー精神を持つ企業である。日本企業が米国で賞を取るのは，現地に住む者にとってとても誇らしい気持ちになるものである。

3-3．Google 社が自閉症研究のプラットフォームを構築（2014）

Google 社と自閉症研究に特化した財団「Autism Speaks」が共同で，ビッグデータ解析による大規模な自閉症研究に着手することを発表した。

Google 社は，「Autism Speaks」の自閉症児 1 万人の遺伝子データおよび診療データを網羅したデータベースの構築を終えており，当該自閉症児の兄弟姉妹および両親のデータの構築も完了した。Google 社のクラウド上に，自閉症研究者のための研究プラットフォームを構築し，大型データベースと解析ツールを提供して，研究者に広く公開される予定である。地球規模での新たな視点，研究手法，研究者の発掘が併せて期待されている。

4．その他

4-1．副作用情報へのアクセスが手軽に可能（2012）

FDA は医薬品の副作用レポートを蓄積しているが，まとまった情報として公開してこなかった。ベンチャー企業の Advera Health Analytics, Inc.（http://www.adverahealth.com/）が，FDA の未整理のデータベースから，4500 の医薬品に関する副作用レポートを自社サイトから容易に検索できるようにした。

―― サービスは無料で提供され，使い勝手は非常に良い。開発対象領域の既承認薬の副作用情報収集にも役立てられる。

4-2．「National prescription drug take-back day」の開催（2014）

米国には年に数回，不要となった（残薬 or 使用期限切れ）処方薬を回収するイベント「National prescription drug take-back day」（全国処方薬回収デー）がある。全米に回収テントが設けられ，持っていけば当局が引き取ってまとめて処理してくれる。

当局とは，司法省（U.S. Department of Justice）に属する麻薬取締局（Drug Enforcement Administration）である。米国では司法省が，薬物中毒をコントロー

ルするため医薬品の適切な使用を監督している（日本の麻薬取締部は厚生労働省に属す）。

1日で1500トンを超える医薬品が回収され，国民への啓発効果は極めて高いと評価されている。処方薬の違法投棄は米国では厳しく規制されている。

──薬剤が日本ほど無駄に処方されているとは思わないが，これだけの薬が廃棄されているとは驚きである。

4-3. 薬の消費者評価サイト（2014）

米国ではヘルスケア関連事業へのベンチャー投資額が2014年上半期だけで約23億ドルを超え，2013年の年間投資総額を上回っている。最近のトレンドのビッグデータ解析で注目を集めているのが，薬剤消費者の意見で構成された評価サイト「Iodine（http://www.iodine.com/drug）」である。

Google Surveyを利用して消費者から集めた薬剤評価情報をもとに，論文，FDA公表データ等を組み合わせた解析結果を公開している。トップページから医薬品名で検索し，薬効，副作用等の調査結果が，全体集計で示され，男女別・年齢階層別にも見ることができる。薬剤のpackage insertも全文表示され，薬剤価格も表示される。初めての薬剤服用のときには，自分の症状が副作用かどうかを確認するのに非常に有用なサイトである。

──国民の75%が少なくとも1つ，50%が2つ以上の常備薬を服用しているといわれる米国。このサイトのニーズは大きい。

4-4. 2.28 Rare disease day（2015）

毎年2月28日は「希少疾病の日：Rare disease day」である。過去10年間で230剤のorphan drugがFDAに承認され，いまも450剤以上が開発中である。バイオファーマの研究者らの技術進歩が大きく貢献している。

現在，米国には3000万人，世界では3億5000万人が希少疾病に罹患し，希少疾患数は約7000で80%は遺伝子異常が原因である。希少疾患をめぐる医療技術が進んだいまでも，まだわずか5%しか治療選択肢がないのが現状である。

──6500以上の稀少疾患に治療薬がないとは，驚きだ。さらなる医学の進歩が期待される。

5. まとめ

　FDA では，1990 年代後半より"Live Longer"，"Feel Better"の2つの新薬の審査基準を打ち出し，死亡率などの sign と患者の symptom の改善を証明することが新薬のベネフィットとして必要と説明した。

　患者の symptom を伴わない sign が有意に改善しても有効性の示唆にすぎず，検証したことにはならないと考えられる。これは審査の考え方の原則である。

　Symptom を評価する方法として，Patient Reported Outcome（PRO）が FDA からも推奨されている。被験者の symptom に関して，自分で判定し，その結果に治験医が一切介在しないという評価方法である。近年，PRO が頻繁に議論されるようになった背景には，臨床的意義の証明の必要性や患者参加型医療の推進があげられる。

　筆者は，PRO の副産物として，医療に提供できる情報の幅の広がりにより，従来の薬剤になかった新効能のへの期待や，患者主導型の個別化医療の可能性をもたらすかもしれないと考える。

●コラム ～ アメリカ四方山話（3）～

　米 UberTechnologies 社が事業領域を広げている。運転手と乗客を仲介するだけでなく，複数の客が乗車する相乗りや，書類や荷物，食品の配送仲介にも乗り出した。スマートフォンを窓口に，ヒト・モノの輸送を仲介するインフラ企業に近づく「Uber」。相乗りサービス「Pool」は，San Francisco なら料金は 7 ドルで定額，バスのような公共サービスに近づいた。

　通常のタクシーとの違いは，① スマートフォンの位置情報確認機能で乗客と運転手が互いの居場所を確認可能，② 待ち時間，到着時間，経路がスマートフォンで確認可能，③ カードによる事前決済で車内での現金の受け渡しが省略可能，である。展開している国は，58 カ国で売上高は 20 億ドルと事業規模を広げている。

　しかしながら，包囲網もできあがりつつある。楽天が 300 百万ドルを出資した同業者の「米 Lyft 社」が米国内事業で Uber を猛追している。また，米 Google 社や米 Amazon 社が類似の配送仲介サービスの開発に乗り出した。IT 大手の参入で競争激化は必至だ。

　空き部屋を宿泊施設に転用する「米 Airbnb 社」が宿泊業界で波紋を呼んでいる。このように，資産・資源を所有させるのではなくサービスとして使用させる「sharing economy」型の経済活動は，不動産・自動車・人材・設備など様々な業界にインパクトを与える可能性がある。

　要するに「市場にあるが，稼働していないリソース」，例えば動いていない企業の設備を束ね，一般人が使えるサービスにしてしまえばいい。そんな発想の企業が，市場に影響を与えはじめている。要は，非稼働資産の有効活用だ。

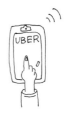

　製薬業界での sharing は第一には「M&A」であろうが，他社協業の「open innovation」もその中に入るであろう。日本企業が米国に立ち向かうには，従来の枠組みにとらわれない「知恵」が必要であろう。

推薦文に代えて
—— 小河貴裕氏との出会いと本書の発刊について ——

　2015年11月，本書の著者，小河貴裕氏から，メールをいただいた。隔月刊雑誌『Clinical Research Professionals』No. 22（2011年2月発行）から連載している「米国治験事情」を単行本化するという内容であった。

　小河貴裕氏とは，大学研究室の先輩後輩の関係なので，出会いから30年以上が経過している。しかし，正直のところ，飲み会でやたら元気がいい……という印象しかなかった。もちろん，彼にとって僕も同じようなものと推測するが……。

　2007年頃から，「夢の途中」という小河氏の近況リポートがメールで送られてくるようになった。発信地は，Los Angeles（USA）。それで初めて，彼が単身でUSA暮らしをしていることを知った。彼のご家族を含めて日本国内の友人多数宛に毎月届く彼の近況を読みながら，ただの飲み会のヒーローでないことに気がついた。そして，彼の筆まめさに期待して，創刊に協力した薬剤師向け季刊雑誌『Clinical Pharmacist（現在休刊）』での連載を持ちかけた。2008年のことである。そして，2011年1月まで12回の連載は続いた。彼の海外での生活の様子を交えて綴られたUSAの治験事情は，とても新鮮であり，役にも立った。だから，このまま連載を終わらせるのはもったいないと思い，『Clinical Research Professionals』編集人の吉田明信さんに彼を紹介した。その結果，2011年2月発行の『Clinical Research Professionals』で再デビューを果たし，小河氏の連載は予想した以上に長く続くことになった。

海外リポートで役立つものは少ない．自分の反省を込めて，その理由を挙げると，短期間の滞在では見聞する範囲と深さが限られていること，そしてその国の制度や仕組みの理解が十分でないからである．その点で，小河氏は違う．約10年，どっぷりUSAに浸っている．だから，彼のリポートは，みずみずしく，そして，いまのUSAの治験事情がわかりやすく伝わってくる．

　今回，単行本化するにあたり，彼は，最新の情報をもとに修正を行ったと聞いている．これも現地で生活しているからできることである．だから，どのように料理されたものが手元に届くのか，とても楽しみである．届いたら，彼が体験したことを読み直したいと思っている．

　さて，本書がどのような方々に役立つかということだが，具体的には，新薬開発を目指している製薬企業の開発担当者，国際共同治験を行っている医師・CRC，そして，臨床試験に興味を持つ学生の皆さんである．日本が国際社会で生き抜いていくために必要なヒントとハートを，本書から得てほしいと願う．

　偶然知ったことだが，彼と僕が共通する大事な用語は「夢追い人」．彼が帰国した際に，出版祝いを兼ねて，少年の心を持ったオヤジ同士，東京下町の居酒屋で盛り上がりたいと思っている．そのときは，吉田拓郎の歌を口ずさみ，そして，お互いの夢を語りながら……ね．

2016年1月

山口大学大学院教授／
医学部附属病院薬剤部長／
同臨床研究センター長
古川 裕之

Epilogue — おわりに

今朝も目覚めて窓を開ければ、いつものように雲一つない真っ青な快晴の空で、心地良い乾いた風が頬をなでる。「今日も、非日常を楽しむぞー」と大声で叫び、新しい一日が始まる。10年経とうとしているいまでも、日本では経験できない非日常を楽しんでいる。

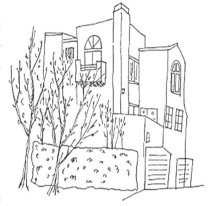

海外で働いて感じたのは、英語力ではなく「仕事力」の重要性だ。日本人が英語力を身につけても、米国では「英語の話せる普通の人」にすぎない。それよりも「英語力はかなり劣るが、ハイレベルの仕事力を持つ人」のほうが人材価値は高い。仕事力も英語力も高いに越したことはないが、海外に行って磨くべきは仕事力と実感している。

英語力に関しては、「意思を伝えるのに最低限の単語がすぐに頭に浮かぶ、短い文章ででも相手と心地良いキャッチボールができる」の2点が重要と考える。

実際の「仕事力」はどう身につければいいのだろう。

プロジェクトを推進するためには、専門的な「知識」だけではダメで、職業的な「知恵」が必要である。この知恵は経験や人間からしか学べない。このような知恵を持った者を巷では「知的プロフェッショナル」と呼ぶ。経験をして知恵を掴み、その経験を体験にまで深める。具体的にいえば、物事を実行した場合、その後反省をして再度追体験をする。そうすると知恵がつく。

「知的プロフェッショナル」になれば，知恵によりロジカル・シンキングができるようになり，直観力，大局観や洞察力が深まる。また，コミュニケーションが「共有」から「共鳴，共感」に変わり，お互いの行動に増幅作用を生み出す。これらの繰り返しが，仕事力を身につける近道と考える。

米国での夢は，「日本人のアイデアによる新薬の承認を取り，その薬剤治療がスタンダードになること」。そのためには，米国に住んでも日本人の心を大事にして，Japanese-American にならない。日本人の長所であるヒトへの気配り，思いやり，外国人にマネのできない器用さ，応用力を大事にして，米国人にとって特異な存在になろうと常々考えている。

人生の喜びとは，「楽しい仕事ができること」と定義し，「私たちの望むものは生きる苦しみではなく　私たちの望むものは　生きる喜びなのだ」と，岡林信康氏の「私たちの望むものは」を口ずさみながら，ポジティブシンキングの LA 生活である。

最後に，本書を出版するにあたり，10 年の長きにわたる米国での研究開発業務を担当させていただいている千寿製薬株式会社・経営陣のご厚情に深く感謝いたします。

また，筆者の単身渡米の際，家族とさまざまなことを何度も話し合いました。最終的に快く送り出してくれ，いまも単身赴任を支えてくれている家族に感謝しています。

2016 年 2 月

Los Angeles, USA

小河 貴裕

【広告】グローバル開発を担うCRO企業

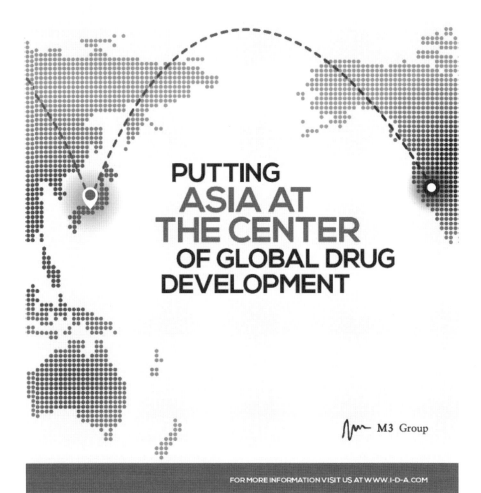

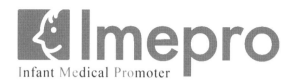

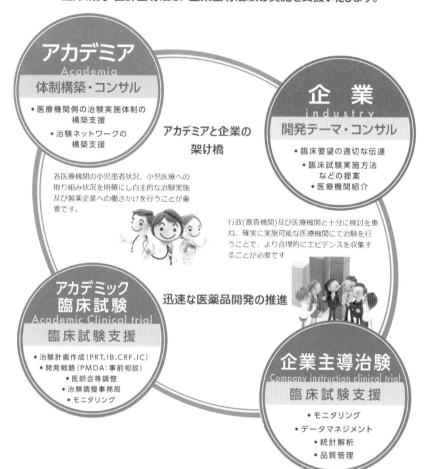

株式会社アイメプロ
〒103-0012 東京都中央区日本橋堀留町1-10-16 第8センタープラザ4F
TEL 03-6661-6623 FAX03-6661-6653 HP http://www.imepro.jp

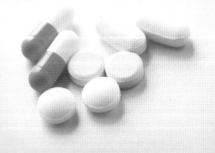

WCCT Globalは、自社で運営する全5施設を持つ、アメリカに拠点を置くフルサービスCROです。

- 西海岸カリフォルニア州オレンジカウンティ（Disney Land近郊）に、全210床の規模を誇る2つのPhase I 臨床実施施設を含む全5施設
- 東海岸ペンシルバニア州にCRO業務を担う拠点オフィス
- 日本からの依頼が全体の約2割を占め、社員の10%が日本人スタッフ
- 全米に広がる経験豊富なパートナー施設のネットワーク
- 経験豊富な社内外専門家によるノウハウと迅速なサポート体制

これらの要素を最大限に活用し、各企業様のニーズに合ったソリューションを提供しております。

いざ、世界へ

提供サービス概要
- 薬事・開発戦略コンサルテーション
- 前臨床・製剤サポート
- メディカルライティング
- データマネジメント・統計解析
- モニタリング
- ファーマコビジランス
- GCP監査
- 被験者リクルートメント

得意分野
- 豊富な被験者データベースと最新のテクノロジーを使った計画的なリクルートメント
- 心臓安全性やCSF採取、そしてPhase Ib POC等の複雑な試験
- インフルエンザ及びその他ウィルスを用いたチャレンジ試験
- 希少疾患や確保の難しい疾病領域対象の後期フェーズ試験

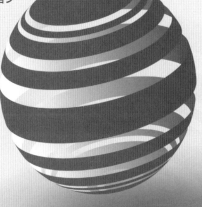

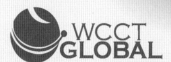

お問い合わせは日本語でどうぞ：
電話：+1(714)252-0703
メール：yosuke.izumi@wcct.com
ウェブサイト：www.wcct.com

■著者略歴・プロフィール

小河 貴裕
（おがわ たかひろ）

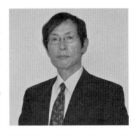

金沢大学薬学部製薬化学科卒。千寿製薬（株）入社後，京都薬科大学・自治医科大学で眼科薬理・動態の研究に従事。1994年医学博士号を取得。学会発表，論文多数。1998年国際部に異動し，臨床治験を経験，2001年より国内開発も兼務。2006年より新規眼科用薬剤開発のため最先端医療の米国に拠点を移し，基礎研究・臨床研究に従事する。クリエイティブな思考とアメリカ人に対抗するための体力づくりのため，毎日のランニングは欠かさない。世界を旅し，各地のマラソンレースに出るのが趣味。創作料理作りに興味を持ち，それを肴に酒を嗜むなど生活を楽しみつつ，自身の夢である"米国での標準薬作り"に注力している。米・ロサンゼルス在住。

本書は，雑誌『Clinical Research Professionals』（隔月刊／小社発行）の連載『米国治験事情～製薬産業と臨床開発の実際～』（第1回～第23回／現在連載中）に筆者が加筆・修正を行い，新たな原稿を付加して構成したものです。

米国で医薬品の臨床開発を行うということ

2016年2月26日 初版1刷発行

定　　価	本体 2,700円（税別）	
著　　者	小河　貴裕	
発 行 人	吉田　明信	
編　　集	松本 みずほ	
挿　　画	リッツ	
発 行 所	株式会社メディカル・パブリケーションズ	

〒102-0071 東京都千代田区富士見 1-11-23-304
TEL 03-3293-7266（代） FAX 03-3293-7263
URL http://www.medipus.co.jp/

印刷・製本　アイユー印刷株式会社

© 2016 Takahiro Ogawa
本書の内容の一部、あるいは全部を無断で複写複製することは（複写機などいかなる方法によっても）、法律で定められた場合を除き、著者および株式会社メディカル・パブリケーションズの権利の侵害となりますのでご注意ください。

落丁・乱丁はお取り替えいたします。　　　　JASRAC 出 1600436-601　ISBN978-4-902007-75-6